DEMENZ NICHT JETZT!

PROF. DR. MED. KLAUS FLIESSBACH • DR. KATRIN WOLF

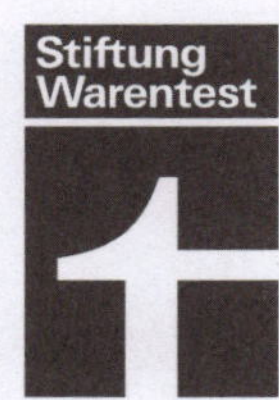

INHALTS-VERZEICHNIS

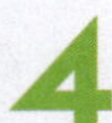

Struktur und Hilfe für den Alltag

5 Pflegegrad, Vorsorge & Co

Hilfe

Erklärung der Symbole

Jede farbige Textpassage bietet Ihnen spannende und besonders wissenswerte Zusatzinformationen. Diese Symbole zeigen Ihnen, was Sie hier erwartet.

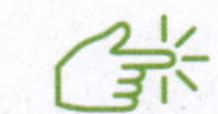

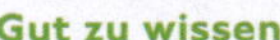

Achtung!

Eine kurze Anleitung

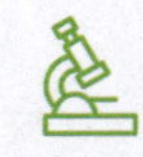

Aus der Forschung

DIAGNOSE DEMENZ – WAS NUN?

Die Diagnose Demenz schockt – die Betroffenen und gleichermaßen die Angehörigen. Die wichtige Nachricht: Wenn Sie jetzt handeln, können Sie noch viel erreichen. Dabei ist auch ein ganz genauer Blick auf die Diagnose wichtig.

Gemeinsam einen neuen Weg gehen

Demenz ist und bleibt ein schweres Schicksal. Sie können diesem aber einiges entgegensetzen und damit viel für ein selbstbestimmtes Leben erreichen.

Für viele Menschen ist die Demenz die schlimmste unter allen Erkrankungen. Sie wirkt wie ein Urteil, dem man nicht entkommen kann, weil ihm eine gewisse Zwangsläufigkeit innewohnt. Doch der Begriff Demenz beschreibt zunächst einmal nur ein breit gefächertes Symptomspektrum, das am Ende darauf hinausläuft, dass sich die Hirnfunktionen, die für die Aufnahme, Verarbeitung und Speicherung von Informationen notwendig sind, verschlechtern. Dieser Funktionsverlust ist am Anfang der Erkrankung in der Regel kaum wahrzunehmen, die Veränderungen finden ausgesprochen langsam statt. Das ist häufig ein Grund, warum die Diagnose dann auch recht spät gestellt wird.

Was jedoch Tatsache ist und die Früherkennung umso wichtiger macht: Je weiter die Erkrankung fortgeschritten ist, desto schwerer ist es, gegenzusteuern, wichtige Entscheidungen für die Zukunft zu treffen oder sich mit den Angehörigen über die weitere Lebensplanung abzustimmen. Es heißt vor allem auch: Je früher Maßnahmen, die den Verlauf verbessern oder auch verzögern, zum Einsatz kommen, desto eher können diese greifen. Bisher kann noch kein Medikament eine Demenz heilen, Verbesserungen des Istzustandes sind aber in jedem, insbesondere im frühen Stadium möglich.

Für Sie ist wichtig, dass kein Grund besteht, nach der Diagnose oder bereits nach dem Registrieren bestimmter Symptome die Hoffnung aufzugeben und zu resignieren. Es ist sehr wohl möglich, die Lebensqualität Betroffener erheblich zu verbessern. Und dazu soll dieses Buch beitragen: Es soll helfen, dass sowohl Betroffene als auch Angehörige Ihre Gedanken, die im ersten Moment häufig sehr durcheinander gehen, sortieren können. Der erste Schock blockiert oft die Sicht auf das weitere Vorgehen, und hier möchten wir ein wenig dazu beitragen, die Blockaden zu lösen. Doch zuerst werfen wir einen Blick darauf, was nun nach der Diagnose passiert und wie die nächsten Jahre aussehen können.

Der Beginn eines neuen, anderen Lebens

Die Diagnose Demenz wirkt zunächst oft lähmend, vor allem innerhalb der Familie. Die Betroffenen selbst reagieren tatsächlich häufig sehr unterschiedlich. Manche wollen die Diagnose nicht wahrhaben. Bei anderen löst sie starke Ängste oder sogar Depressionen aus. Oft sind es daher Angehörige, die konkreter fragen: Was passiert jetzt mit mir beziehungsweise meinem Angehörigen oder Freund? Was können wir tun, um mit dieser Erkrankung umzugehen?

Fest steht: Für Sie beginnt eine neue Zeitrechnung, Ihr Leben braucht eine Art Neustart, und das aus dem laufenden Betrieb heraus. Wir wollen Ihnen dabei helfen, die Diagnose besser zu verstehen, und wir erklären, was jetzt auf Sie als Betroffene und Angehörige zukommt. Was sind die nächsten Schritte und wie kann die Diagnose in Bezug auf Ihr Leben und Ihren Alltag besser eingeordnet werden? Vor allem möchten wir zeigen, dass trotz der Diagnose Demenz ein zufriedenes und idealerweise lange Zeit selbstbestimmtes Leben möglich sein kann. Dafür werden wir Ihnen die Zusammenhänge einer Demenz und die Möglichkeiten, die Ihnen nun zur Verfügung stehen, erklären. Es wird zum einen um Medikamente gehen, die den Verlauf verzögern, aber vor allem auch darum mögliche Begleitsymptome wie zum Beispiel Depressionen, Unruhe, Schlafstörungen, Ängste oder Aggressivität im Griff zu halten. Zum anderen zeigen wir Ihnen, wie nicht-medikamentöse Maßnahmen wie Ergotherapie, Logopädie oder auch eine neue Wohnraumgestaltung helfen können. Im besten Fall werden Sie nach der Lektüre einen für Sie gangbaren Weg entworfen haben. Dabei wollen wir Ihnen eine Hilfestellung geben.

Wenn Betroffene bereits in einem fortgeschrittenen Stadium einer Demenz sind, ist es schwer möglich, zu begreifen, was die Diagnose für sie bedeutet. Hier müssen Angehörige viel Unterstützung geben. Handelt es sich um ein frühes Stadium, löst die Diagnose häufig erst einmal Angst oder Wut aus, man fühlt sich hilflos und ohnmächtig oder ist verzweifelt. Betroffene wie Außenstehende haben das Gefühl, den Boden unter den Füßen weggezogen zu bekommen. Das ist völlig verständlich und steht jedem zu. Menschen dürfen und sollen ihre Gefühle annehmen. Auch dabei soll dieser Ratgeber unterstützen.

Haben Sie nur eine Vermutung?

Wenn Sie dieses Buch lesen, weil Sie sich unsicher sind, ob gewisse Anzeichen bei Ihnen oder einem Angehörigen bereits auf eine Demenz hinweisen, hilft es Ihnen vielleicht, sich an den Fragen auf Seite 8 zu orientieren. Am besten versuchen Sie, diese gemeinsam mit einem Angehörigen zu beantworten. Sind ihm Dinge aufgefallen, die Sie selbst noch nicht bemerkt haben? Bitte denken Sie dabei auch daran, dass eine Demenz nicht plötzlich auftritt, die Symptome im Verlauf jedoch immer stärker werden.

Vielleicht haben Sie aber auch nur bemerkt, dass irgendetwas mit Ihnen nicht in Ordnung ist, sind aber aus Angst vor einer schlimmen Diagnose bisher nicht zu einem Arzt gegangen. Das ist jedoch in keinem Fall eine gute Entscheidung, denn hinter den Symptomen einer Demenz können sich auch ganz andere Erkrankungen verstecken, wie Schwerhörigkeit, Depressionen oder körperliche Erkrankungen (siehe Seite 27). Diese machen dann auch andere Behandlungen notwendig.

Möglicherweise haben Sie bereits die ersten Schritte unternommen. Sie und ihr Angehöriger waren beim Arzt. Sie lesen jetzt diesen Ratgeber. Sie stecken also nicht den Kopf in den Sand. Denn auch, wenn Sie bereits einen Arzt aufgesucht haben und dieser die Diagnose einer Demenz gestellt hat, ist es entscheidend, weiter zu handeln. Vielleicht werden Sie zunächst ein paar Tage brauchen, um die Diagnose zu verdauen. Innerhalb von Beziehungen, auch der zwischen Ihnen und ihren Angehörigen, können bereits vorhandene Konflikte jetzt vielleicht besser bearbeitet werden, da größere Klarheit herrscht. Solche Konflikte gilt es zu klären und nach Möglichkeit zu lösen, damit Sie sich aller Unterstützung sicher sein können. Aber dann sollten Sie nach vorne schauen. Demenz ist zwar nicht heilbar, mit modernen Medikamenten und Therapiemethoden sind aber deutliche Verbesserungen möglich.

DIE FRÜHZEICHEN ERKENNEN

Für eine Demenz gibt es einige Anzeichen, auf die Sie achten können. Doch ist immer eine professionelle Diagnose durch einen Arzt erforderlich.

- Vergessen Sie manchmal Dinge, die erst vor kurzer Zeit passiert sind? Vergessen Sie beispielsweise die Einkaufsliste? Wissen Sie manchmal am Abend nicht mehr, was Sie mittags gegessen haben? Werfen Ihnen Angehörige vor, erst vor kurzem etwas abgemacht zu haben? Sie können sich aber beim besten Willen nicht mehr erinnern? Sachen, die vor langer Zeit geschehen sind, wissen Sie aber noch gut?

- Alle meinen, dass Sie immer das Gleiche erzählen? Sie haben den Eindruck, spannende Geschichten zu erzählen, Ihr Gegenüber sagt Ihnen aber, dass er das alles schon kennt? Oder Sie haben als Angehöriger das Gefühl, dass der Betreffende gar nicht merkt, dass er sich ständig wiederholt?

- Fallen Ihnen nicht mehr die richtigen Worte ein? Vergessen Sie oder Ihr Angehöriger immer öfter wichtige Begriffe oder Namen? Hat sich Ihre Sprache verändert? Oder ist das Ihrem Angehörigen aufgefallen? Bilden Sie nur noch einfache Sätze? Benutzen Sie falsche Wörter? Fällt es Ihnen immer schwerer, ein Gespräch zu verstehen? Finden Sie nicht mehr den roten Faden in der Unterhaltung? Ziehen Sie sich daher aus Gesprächen zurück?

- Haben Sie Probleme mit der Orientierung? Wissen Sie manchmal nicht mehr, wo bestimmte Gegenstände sind? Hatten Sie im Urlaub Probleme, im Hotel das Zimmer zu finden?

- Brauchen Sie für alles viel länger? Brauchen Sie länger für die Vorbereitung auf eine Reise oder einfach nur für eine Fahrt in die Stadt? Haben Sie das Gefühl, dass jede Handlung zu einer echten Herausforderung wird? Haben Sie zum Beispiel den Eindruck, dass Ihnen der Umgang mit Finanzen, wie etwa einen neuen Dauerauftrag einzurichten, schwerer fällt?

- Hat sich Ihr Verhalten in der letzten Zeit verändert? Leiden Sie öfter unter Stimmungsschwankungen oder sind Sie häufiger traurig und niedergeschlagen? Haben Sie keine Lust mehr, Ihre Freunde zu treffen oder auszugehen? Leiden Sie an Schlafstörungen oder sind Sie tagsüber müder als sonst?

Zunächst einmal müssen Sie jedoch die Diagnose etwas verkraftet haben. Es ist verständlich, dass Sie und Ihre Angehörigen stark verunsichert sind. Dass Sie erst einmal an Ihrem Schicksal und der Welt zweifeln. Vielleicht fühlen Sie sich wie erstarrt oder betäubt. „Warum ausgerechnet ich oder mein Partner? Das kann doch nicht wahr sein." Das hört man von vielen Menschen nach dem ersten Schock. Oder auch: „Meine Rentenphase habe ich mir völlig anders vorgestellt: Ich wollte gemeinsam mit meinem Partner reisen, fremde Länder und Kulturen kennenlernen. Und jetzt ist das alles vorbei. Ich muss zu Hause bleiben und mich um meinen Partner kümmern." Diese Phase kann mehrere Tage oder auch Wochen anhalten. Solche Gefühle sind ein Schutz für die Betroffenen und Angehörigen, bis sie so weit sind, das alles zu akzeptieren.

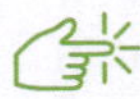

WENN DIESES SCHOCKGEFÜHL ANHÄLT, sprechen Sie Ihren Arzt an. Schwere Stimmungsbeeinträchtigungen über die Dauer von 14 Tagen sind ein deutlicher Hinweis, dass es sich um eine depressive Episode handelt. Ihr Arzt kann Sie dabei unterstützen, aus dieser Krise herauszukommen und wieder neuen Lebensmut zu fassen. Das kann über Medikamente geschehen, über eine Psychotherapie oder vielleicht auch eine Selbsthilfegruppe. Wichtig ist aber, dass Sie zunächst Ihren Arzt ansprechen.

Möglicherweise machen Sie sich auch Vorwürfe. „Hätte ich doch mehr Sport gemacht ... oder gesünder gelebt." Oder: „Wären wir doch früher zum Arzt gegangen und hätten das abklären lassen" und Ähnliches. Vielleicht sind Sie auch wütend: „Warum ausgerechnet ich?" Auch das sind normale Reaktionen, solche Gefühle können Ihnen helfen, die Diagnose zu verkraften. Oft gehen diese Phasen vorbei, auch wenn es leider dauern kann, bis jemand bereit ist, dies zu akzeptieren. In anderen Fällen hadern Patienten dauerhaft mit ihrer Diagnose. Doch wie auch immer sich diese Gefühlslage zeigt, es ist und bleibt wichtig, trotzdem mit der Behandlung zu beginnen. Nehmen Sie sich also zunächst einen Moment Zeit, warten Sie aber nicht zu lange, auch wenn die Krise nicht von alleine besser wird. Ein zeitnaher Behandlungsbeginn ist wichtig.

Warum es wichtig ist, dass Sie handeln – jetzt!

Eine sichere Diagnose löst oft viele Unsicherheiten und Konflikte auf, die die Symptome mit sich bringen. So können Verhaltensänderungen oder Stimmungsschwankungen eine Folge der Erkrankung sein. Auch Missverständnisse in Beziehungen und unter Freunden werden auf einmal verständlich. Wichtig ist aber jetzt vor allem: Erst wenn die Diagnose eindeutig ist, können die richtigen Maßnahmen zur Verlangsamung des Verlaufs eingeleitet werden. Dies ist mit Medikamenten und speziell auf Demenzpatienten zugeschnittenen Behandlungen tatsächlich machbar. Für Sie ist das Wissen, dass Demenz behandelbar ist, zunächst einmal wichtig. Es gibt Therapien, die den Verlauf verlangsamen und die Symptome verbessern können und umso besser wirken, je früher sie begonnen werden. Damit gewinnen Sie Zeit, um das weitere Leben mit der Erkrankung zu planen und die nötigen Veränderungen nach und nach anzugehen. Wie wollen und können Sie und ihr Angehöriger weiter wohnen? Vielleicht sind Umbaumaßnahmen in der Wohnung sinnvoll. Aber auch vieles Rechtliche muss bedacht werden: Haben Sie schon eine Vorsorgevollmacht oder eine Patientenverfügung, die regelt, was passieren soll, wenn Sie oder Ihr Angehöriger nicht mehr in der Lage sind, Ihre eigenen Entscheidungen zu äußern oder umzusetzen? Ist klar geregelt, wer dann weitere Therapiemaßnahmen beschließen darf?

Und ganz entscheidend ist, dass Sie dieser Diagnose aktiv begegnen können und sollen. Sie können damit den Verlauf der Symptome, den Grad der eigenen Selbstbestimmtheit und Ihre Lebensqualität entscheidend verbessern. Es geht hier nicht darum, die Diagnose zu verharmlosen. Es handelt sich zweifelsohne um eine schwere Erkrankung, die langfristig die eigene Selbstständigkeit und die Kontrolle über das eigene Leben gefährdet. Dennoch ist es unsere Überzeugung als Mediziner, dass Krankheiten (und Tod) zum Leben gehören und dass man allen Krankheiten, so auch der Demenz, ein Stück weit ihren Schrecken nehmen kann, indem man „das Beste daraus macht" und nicht resigniert. Und: Es gibt inzwischen viele unterschiedliche Hilfsangebote und zudem Fortschritte in der Forschung, die berechtigten Anlass zur Hoffnung geben, dass man trotz dieser Diagnose ein gutes und zufriedenes Leben führen kann. Das erfordert Mut und gemeinsamen Kampfgeist.

Forschung unter Hochdruck

Allein in Deutschland leidet rund jeder Zehnte der über 65-Jährigen an einer demenziellen Erkrankung. Nach Schätzungen der Weltgesundheitsorganisation WHO sind dies hierzulande fast zwei Millionen Menschen. Bis zum Jahre 2050 werden vermutlich rund drei Millionen davon betroffen sein. Eine Demenz kann dabei in jeder Altersgruppe auftreten, vorwiegend aber im höheren Alter. Mit zunehmendem Alter steigt die Häufigkeit von Demenz exponentiell an und verdoppelt sich bis zum Alter von 80 bis 84 Jahren etwa alle fünf bis sechs Jahre. Die WHO rechnet für das Jahr 2050 weltweit mit etwa 140 Millionen Menschen mit Demenz. Das sind immense Zahlen, aber das heißt auch: Die Forschung arbeitet auf der ganzen Welt mit Hochdruck daran, neue und bessere Medikamente zu entwickeln, die vielleicht in naher Zukunft verfügbar sind. Welche Hoffnungsschimmer es schon heute gibt, erklären wir Ihnen im Kapitel Medikamente, ab Seite 37.

Erste wichtige Schritte, die Sie gehen sollten

Wenn Sie verstanden haben, dass eine Demenz mit therapeutischen Mitteln, die wir Ihnen in diesem Ratgeber aufzeigen werden, positiv beeinflusst werden kann, ist es leichter, die Kraft zu sammeln und etwas zu unternehmen. Wichtig ist, dass Sie Hilfsangebote, die Sie unterstützen können, von Beginn an annehmen. Eine Demenz kann niemand allein stemmen. Für Sie heißt es nun aber erst einmal:

INFORMATIONEN SAMMELN: Lernen Sie alles Wichtige über die Erkrankung, das gibt Sicherheit und zeigt Ihnen, was Sie tun können. Wichtigste Anlaufstelle ist zunächst der behandelnde Hausarzt. Möglicherweise empfiehlt er Ihnen die Vorstellung in einer spezialisierten Ambulanz („Gedächtnisambulanz“, „Memory Clinic“), die es an vielen Unikliniken, aber auch an größeren neurologischen oder psychiatrischen Kliniken gibt. Diese Einrichtungen bieten Beratung und Informationen sowie eine Übersicht, ob und wie Sie finanzielle Unterstützung und praktische Hilfe bei der Pflege und Betreuung erhalten können. Mehr dazu und eine Liste der Anlaufstellen finden

Sie auf Seite 171. Auch viele Volkshochschulen haben die Dringlichkeit der Situation erfasst und bieten entsprechende Kurse an. Ihr Hausarzt kann Ihnen vielleicht bereits eine Liste von Selbsthilfegruppen, Demenz-Beratungsstellen, Krankenversicherungen und Pflegediensten in Ihrer Nähe geben. Eine wichtige Anlaufstelle vor allem für Angehörige ist sicherlich auch die Deutsche Alzheimer Gesellschaft, die zahlreiche Broschüren zur Demenz herausgibt. Auch diese Kontaktadresse finden Sie auf Seite 171.

2 HILFSANGEBOTE ANNEHMEN: Sowohl für Sie als auch für Ihre Angehörigen ist es wichtig, dass Sie Hilfe annehmen. Klar ist das schwierig, immerhin haben wir seit der Kindheit gelernt, selbstbestimmt zu leben und eigene Entscheidungen zu treffen und diese wenn möglich durchzusetzen. Mit dem Alter und vor allem bei einer Demenz beginnt aber ein neuer Lebensabschnitt. Die Lebensaufgaben verändern sich jetzt. Man verliert an Selbstständigkeit und benötigt Unterstützung. Darauf müssen – und können – Sie sich jetzt vorbereiten. Keiner kann das alleine schultern. Die Hilfe von Freunden und Angehörigen ist dabei von unschätzbarem Wert. Selbst wenn Sie sich völlig gesund fühlen und sogar noch arbeiten. Vielleicht haben Sie das Gefühl, Ihr Arzt oder Ihre Familie übertreiben und schätzen Sie völlig falsch ein. Aber leider gehört es zu der Erkrankung dazu, dass die eigenen Probleme oft nicht erkannt werden können. Auch Angehörige sind in dieser Situation schnell überfordert und benötigen professionelle Unterstützung. Nicht wenige erkranken selbst und kämpfen mit psychischen Problemen, weil sie sich dauerhaft überlasten. Unsere große Bitte daher: Nehmen Sie Hilfe an! Das Leben wird einfacher werden. Es gibt viele Möglichkeiten, Sie zu entlasten. Dazu müssen Sie das aber zulassen, auch wenn das leichter gesagt ist, als getan. Irgendwann im Leben kann man nicht mehr alles selbst. Es gibt aber bereits eine ganze Menge an professionellen Hilfsangeboten.

3 DIAGNOSE ABKLÄREN: Auch wenn Demenz viele Menschen betrifft, können sich dahinter eine Reihe von behandelbaren Ursachen verbergen. Wer hat die Diagnose gestellt? Der behandelnde Hausarzt? Oder haben Sie nur eine Vermutung oder Ihre Angehörigen haben diese geäußert? Entscheidend ist, genau hinzuschauen und eventuelle behandelbare Ursachen auszuschließen. Nicht jede Demenz verläuft gleich. Daher ist es auch wichtig, herauszufinden, um welches Stadium es sich handelt, denn das ist ausschlaggebend

BAUSTEINE DER BEHANDLUNG

Wichtig ist es, dass alle Maßnahmen individuell angepasst werden. Bei der Therapie müssen viele Aspekte ineinandergreifen.

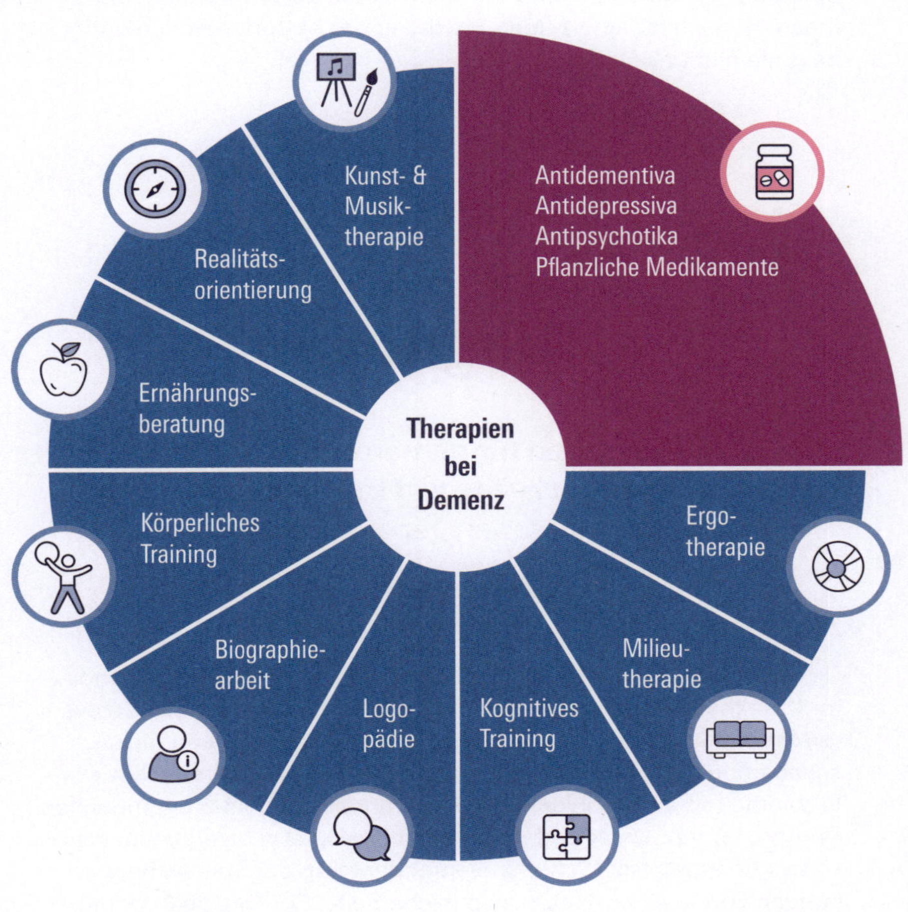

Nicht-medikamentöse Behandlung

Medikamentöse Therapie

für die Behandlungsmethoden. Je früher die Diagnose bestätigt ist, desto besser können auch die verschiedenen Therapien helfen, die zur Verfügung stehen. Daher geht es im nächsten Abschnitt genauer um die Diagnose und darum, welche Schritte Sie als Betroffener oder Angehöriger einleiten sollten.

Sie sehen: Nach dem ersten Schock gibt es viel zu tun, und das ist absolut positiv gemeint. Denn Sie können sehr viel tun, um der Diagnose Demenz mit Mut und Entschlossenheit entgegenzutreten. Kämpfen Sie nicht allein, sondern suchen Sie sich Unterstützung. Und wenn Sie Angehöriger einer an Demenz erkrankten Person sind: Sprechen Sie Mut zu, kümmern Sie sich um so viele Dinge, wie es Ihnen möglich ist, und zeigen Sie damit der betroffenen Person, dass sie nicht allein ist.

Ein zweiter Blick auf die Diagnose

Einige Ursachen für demenzielle Symptome können rückgängig gemacht werden. Daher muss man genau hinschauen, was sich hinter ihnen verbirgt.

Die Symptome einer Demenz gleichen in vielen Fällen denen anderer Krankheiten oder können andere Ursachen abseits einer schweren Erkrankung haben. Daher lohnt es sich immer, genau hinzuschauen und solche Ursachen auszuschließen. So haben nicht alle Probleme mit dem Denken und dem Erinnern mit einer beginnenden Demenz zu tun. Ursächlich können hier beispielsweise genauso ein Vitaminmangel, eine Schilddrüsenfehlfunktion oder die Nebenwirkungen von Medikamenten sein (siehe Seite 27). Das heißt dann auch, diese Probleme anzugehen: Ein Schilddrüsenproblem etwa kann man medikamentös behandeln, sodass die Symptome meist wieder vollständig verschwinden. Der Diagnose nochmals auf den Grund zu gehen, heißt also auch, eine Fehldiagnose zu vermeiden. Und erst wenn die Diagnose abgesichert ist, können Maßnahmen zur Verlangsamung des Verlaufs eingeleitet werden. Somit ist ein zweiter Blick auf die Diagnose von Demenz entscheidend, um eine angemessene Versorgung und Unterstützung zu gewährleisten und die Lebensqualität zu verbessern.

Woran erkennt man Demenz?

Ursachen und Symptome bei Demenzerkrankungen sind sehr unterschiedlich. Sie machen sich bei jedem auf andere Weise bemerkbar. Grundlagenwissen über die medizinischen Grundbegriffe im Bereich Demenz soll Ihnen helfen, Ihre eigene Situation und die Ihres Angehörigen zu verstehen sowie besser darauf reagieren und damit umgehen zu können.

WAS BEDEUTET DEMENZ MEDIZINISCH? Der Begriff Demenz bedeutet ganz allgemein ein dauerhaftes Nachlassen der geistigen Leistungsfähigkeit, das so ausgeprägt ist, dass es zu Einschränkungen im Alltagsleben kommt. Da in den allermeisten Fällen ein Hirnabbauprozess, also eine neurodegenerative Erkrankung, zugrunde liegt, ist der Verlauf in der Regel schleichend und weiter zunehmend.

Je nach Ursache der Demenz können die Symptome (und die sich anschließenden Behandlungen) sehr unterschiedlich sein: Bei der häufigsten Demenzform, der Demenz bei Alzheimer-Krankheit, ist fast immer die Gedächtnisleistung beeinträchtigt. Bei anderen Demenzen stehen Störungen der Aufmerksamkeit, der Sprache, des Sozialverhaltens oder der Verhaltenssteuerung im Vordergrund. Die nachlassende Leistungsfähigkeit wird oft von anderen Störungen des Verhaltens und Erlebens begleitet. Das sind häufig Störungen wie Antriebsmangel (Apathie), Depression, Fehlwahrnehmungen (Halluzinationen), fehlerhafte Überzeugungen (Wahnvorstellungen) oder auch Erregtheit und Reizbarkeit. Diese Symptome werden als neuropsychiatrische Begleitsymptome der Demenz bezeichnet.

Diese einzuordnen ist nicht immer ganz leicht, daher finden Sie im Folgenden eine Auflistung dieser Symptome mit kurzen Beschreibungen, woran sie zu erkennen sind.

1 STÖRUNG KOGNITIVER FUNKTIONEN: Laut DSM 5 gibt es sechs kognitive Bereiche, die man zur Beurteilung einer möglichen Demenz heranzieht. Die Bereiche sind: komplexe Aufmerksamkeit, Gedächtnis, Sprache, visuell-räumliche Fähigkeiten, Exekutivfunktionen wie etwa Entscheidungen zu treffen und soziale Kognition, etwa die Beziehungsfähigkeit zu anderen Menschen. Das bedeutet letztlich: Das Denken, die Orientierung, das Verstehen, Rechnen, die Lernfähigkeit, Sprache und das Urteilsvermögen werden im Verlauf der Erkrankung immer mehr beeinträchtigt. Diese kognitive Funktionsstörung beschränkt sich dabei nicht nur auf das Gedächtnis. Es können auch andere Funktionen wie die Aufmerksamkeit, die Fähigkeit, Dinge zu planen und umzusetzen, die Sprache oder das räumliche Vorstellungsvermögen beeinträchtigt sein. Vielleicht ist Ihnen oder Ihrem Angehörigen aufgefallen, dass Sie immer häufiger Rechnungen unerledigt liegen lassen, weil das Überweisen von Zahlungen für Sie zu schwierig wird. Ein typisches Beispiel ist auch, dass Sie gestern etwas im Fernsehen gesehen haben und Sie sich, obwohl es Sie sehr interessiert hat, am nächsten Tag nicht mehr daran erinnern können. Sie schauen sich den gleichen Film vielleicht sogar noch mal an. Oder Sie wissen am Abend nicht mehr, was Sie mittags gegessen haben. Oder ob Sie überhaupt gegessen haben.

2 NEUROPSYCHIATRISCHE BEGLEITSYMPTOME: Eine der häufigsten Begleiterscheinungen einer Demenz ist der Verlust an Interessen und Antriebslosigkeit (Apathie). Manche der Betroffenen sind dabei trotzdem gut gelaunt, der Interessenrückgang ist nicht Ausdruck einer Depression. Bei anderen Patienten treten wiederum eindeutig depressive Symptome auf (gedrückte Stimmung, negatives Denken, Schlafstörungen). Manche Menschen mit einer Demenz entwickeln Wahnvorstellungen, sind etwa überzeugt, dass sie von anderen bestohlen werden (als Reaktion darauf, dass sie viele Sachen nicht mehr finden). Meist später im Verlauf, bei manchen Demenzformen wie der Lewy-Körperchen-Krankheit aber auch als charakteristisches Frühsymptom, treten visuelle Halluzinationen auf (der Betroffene sieht Tiere oder Menschen, die nicht da sind). Auch gesteigerte Ängstlichkeit und Nervosität, Reizbarkeit bis hin zu aggressivem Verhalten gehören zu den möglichen Begleiterscheinungen.

3 STÖRUNG DER ALLTAGSKOMPETENZEN: Mit Alltagskompetenzen sind zunächst komplexe Aufgaben gemeint, die jeder von uns tagtäglich bewältigt, um das Leben zu meistern. Wir müssen unsere Finanzen regeln, Rechnungen bezahlen, Geld abheben können. Wir müssen uns selbst mit Nahrungsmitteln und Anziehsachen versorgen, den Haushalt führen und kochen. Auch Hobbys und Freizeitaktivitäten gehören hierzu. Mobilität – sei es mit dem eigenen Auto oder öffentlichen Verkehrsmitteln – spielt eine wichtige Rolle. Also: Kann man sich Termine merken und selber den Tagesablauf sinnvoll strukturieren? Sucht man den richtigen Bus raus?

DIE BESCHREIBUNG DER SYMPTOME: Das eben genannte DSM 5 (Diagnostisches und Statistisches Manual Psychischer Störungen) ist ein weltweit anerkanntes „Klassifikationssystem" für psychische Erkrankungen. Darin wird versucht, psychische Krankheiten mit ihren Symptomen genau zu beschreiben und so Ärzten eine Hilfe für die Diagnostik an die Hand zu geben.

Was im Gehirn genau passiert

Kognition ist ein anderes Wort für die „geistigen" Leistungen unseres Gehirns. Wir brauchen kognitive Prozesse, um den Anforderungen unserer Umwelt gerecht zu werden und in jeder Situation möglichst angemessen zu reagieren. Kognition umfasst viele Leistungen, die wir uns oft nicht bewusst machen, weil sie „von allein" ablaufen. Ein Beispiel sind Aufmerksamkeitsprozesse. Unser Gehirn ist in der Lage, relativ automatisch Wichtiges von Unwichtigem zu unterscheiden und sich auf Relevantes zu konzentrieren.

Auch Gedächtnisprozesse laufen mehr oder weniger automatisiert ab. Ständig speichert unser Gehirn Informationen über das, was uns passiert ist. Dies ist unbedingt erforderlich, damit wir uns in Zeit und Raum orientieren können und wissen, „was gerade ansteht". Die Sprache ist eine der kognitiven Funktionen, die den Menschen besonders kennzeichnet. Sie hilft uns, uns mit anderen auszutauschen, und stellt somit ein immens wichtiges Werkzeug für unser Zurechtkommen in unserer Gesellschaft dar. Wir besitzen ein räumlich-visuelles Vorstellungsvermögen, mithilfe dessen wir in unserer Umgebung navigieren und uns zurechtfinden. Auch das gehört zur Kognition. Der Mensch ist darüber hinaus ein ausgesprochen soziales Wesen. Wir sind in der Lage, uns gefühlsmäßig in andere Menschen hineinzuversetzen („Empathie") und die Perspektive anderer Menschen nachzuvollziehen.

Diese kognitiven Funktionen sind miteinander verbunden und beeinflussen sich gegenseitig. Eine erfolgreiche Bewältigung des täglichen Lebens erfordert, dass all diese Fähigkeiten funktionieren. Bei einer Demenz treten Störungen in diesen Bereichen auf: Schwierigkeiten, sich zu konzentrieren, sich Dinge zu merken, logisch zu denken, zu sprechen und zu handeln. Dabei müssen nicht alle Bereiche gleich stark gestört sein. Manche können sogar noch sehr gut funktionieren, andere sind dagegen stark beeinträchtigt.

Wie testet man auf Demenz?

Jeder von uns kennt das: Auf einmal erinnern wir uns nicht mehr an einen bestimmten Namen, einen Termin oder eine Telefonnummer. Das hat natürlich nicht automatisch immer gleich mit einer Demenz zu tun. Entscheidend ist die Häufung. Bereits Jahre vor dem Auftreten von Demenzsymptomen und bevor die Diagnose überhaupt gestellt werden kann, zeigen sich leichte Veränderungen wie Gedächtnisprobleme, Schwierigkeiten bei der Konzentration, Verlangsamung des Denkens und Probleme beim Lösen von komplexen Aufgaben. Es kann auch zu Veränderungen im Verhalten und der Stimmung kommen. Die Symptome gehen dabei über das normale altersentsprechende Maß hinaus. Sie führen aber noch nicht zu Einschränkungen im Alltag und erfüllen damit nicht die Kriterien einer Demenz.

LEICHTE KOGNITIVE STÖRUNG: Leichte Veränderungen in den beschriebenen Funktionen bezeichnet man als leichte kognitive Störung (oder auf Englisch mild cognitive impairment, kurz MCI). Die MCI muss nicht zwangsläufig zu einer Demenz führen, es hat sich aber gezeigt, dass sie in vielen Fällen ein Vorstadium einer Demenz darstellen kann.

Wenn Sie sich unsicher sind, ob bisher leicht ausgeprägte Beeinträchtigungen auf eine Demenz hinweisen könnten, sollten Sie mit Ihrem Arzt darüber reden. Er wird vermutlich verschiedene Tests durchführen, um die kognitiven Fähigkeiten zu bewerten. Dazu gehören Gedächtnistests, Aufmerksamkeitstests und Tests zur Problemlösung. Es können auch bildgebende Verfahren wie eine MRT- oder CT-Untersuchung eingesetzt werden, um mögliche strukturelle Veränderungen im Gehirn zu identifizieren. Die Computertomografie (CT) und die Magnetresonanztomografie (MRT) sind zwei wichtige Verfahren, mit denen hochaufgelöste Schnittbilder von Organen und auch des Gehirns erzeugt werden können. Dabei wird der Patient auf einer Liege in den röhrenförmigen Computertomografen oder Magnetresonanztomografen gefahren. Beim CT rotiert ein Röntgenstrahl um den Kopf des Patienten und erzeugt Bilder aus verschiedenen Blickwinkeln. Beim MRT wird ein starkes Magnetfeld um den Kopf des Patienten erzeugt, sodass sich die Wasserstoffatome an diesem Magnetfeld ausrichten. Mit Radiowellen wird dann die Ausrichtung dieser Atomkerne kurz verändert. Die entstehenden Signale werden dann von einem Computer in Schwarz-Weiß-Bilder umgerechnet.

Diagnose im Frühstadium

Im Frühstadium der Demenz kommt es zu einer deutlichen Verschlechterung der kognitiven Leistungsfähigkeit. Dabei müssen nicht alle Bereiche gleich stark gestört sein. Manche können sogar noch sehr gut funktionieren. Andere sind dagegen stark beeinträchtigt. Das Frühstadium, in dem die Hirnfunktionen nur leicht nachlassen, kann mehrere Jahre anhalten. Auch die Stimmung wird mit der Zeit spürbar beeinträchtigt. Es können depressive Verstimmungen bis hin zu schweren Depressionen, Unruhe, Schlafstörungen und Gereiztheit oder sogar Aggressivität auftreten. Vieles, das bisher für Sie selbstverständlich war, wird zunehmend schwierig. Oder Sie vermeiden immer öfter komplizierte Situationen. Zur Sicherung der Diagnose und zum Ausschluss anderer, teilweise behandelbarer Ursachen ist daher zunächst ein ausführliches Gespräch mit Ihrem Arzt erforderlich. Dabei wird Ihre bisherige Krankheitsgeschichte genau durchleuchtet. Gab es schon einmal Demenzerkrankungen in Ihrer Familie? Haben Sie andere Erkrankungen wie Herz-Kreislauf-Erkrankungen oder Diabetes, die kognitive Störungen begünstigen können? Auch ein genauer Blick auf die verschiedenen Medikamente, die Sie einnehmen, kann dem Arzt dabei helfen, eine mögliche Ursache zu finden. Vielleicht vertragen diese sich nicht untereinander. Eine Umstellung auf andere Medikamente oder Kombinationen kann Ihre Situation möglicherweise verbessern.

In einigen Fällen kann auch eine Schwerhörigkeit, die Sie vielleicht noch gar nicht erkannt haben, der Grund sein, warum Sie einem Gespräch nicht mehr richtig folgen können. Idealerweise sollten auch Ihre Angehörigen die Möglichkeit haben, mit dem Arzt zu sprechen. Diese haben vielleicht etwas beobachtet, das Ihnen nicht aufgefallen ist. Als nächster Schritt steht dann eine umfangreiche körperliche Untersuchung mit Überprüfung der Blutwerte an (zum Beispiel Leber- und Nierenwerte, Elektrolyte, Blutzucker, Vitamin B_{12}, Folsäure und Schilddrüsenhormone). So können auch ein Vitaminmangel oder eine Infektion eine demenzähnliche Symptomatik auslösen. Durch die körperliche Untersuchung und die Analyse der Blutwerte können solche Ursachen aufgedeckt und behandelt werden.

In den meisten Fällen wird der Arzt eine CT oder MRT des Kopfes veranlassen. Dies dient in erster Linie dazu, behandelbare Ursachen wie Tumoren, Blutungen, Durchblutungsstörungen oder entzündliche Prozesse auszuschließen. Aber auch erste Hinweise auf Hirnabbauprozesse können hier gewonnen werden. In vielen Fällen wird Ihr Arzt eine Untersuchung des Nervenwassers empfehlen, das über eine Lumbalpunktion gewonnen wird. Dies dient in erster Linie der Bestimmung der Biomarker für die Alzheimer-Krankheit. Eine sehr spezielle Maßnahme ist hingegen eine Entlastungspunktion, mit der ein Verdacht auf eine im Alter bisweilen auftretende Stauung des Nervenwassers (NPH) untersucht werden kann. Diese kann ebenfalls demenztypische Symptome auslösen.

Für die Diagnose von Demenz testet der Arzt in der Regel auch die verschiedenen Hirnfunktionen. So wird er Sie wahrscheinlich fragen: „Können Sie mir sagen, welches Datum heute ist?" Oder: „Wo sind wir hier?" Damit untersucht er, ob Sie sich noch in der Zeit oder im Raum orientieren können. Sicherlich untersucht er auch, wie gut Sie sich Dinge merken können, die er Ihnen sagt. So kann er Ihnen beispielsweise mehrere Wörter nennen, die sie sich merken sollen. Nach einigen Minuten bittet er Sie, diese zu wiederholen. Manche Ärzte zeigen Ihnen auch eine Tafel mit Gegenständen. Das kann beispielsweise eine Eule, ein Korb, eine Socke und eine Zwiebel sein.

Dann fragt er: „Bitte zeigen Sie mir den Vogel." oder „Zeigen Sie mir etwas zum Tragen von Dingen." Um ihr Gedächtnis zu testen, kann er auch nach einigen Minuten fragen: „An welche Dinge können Sie sich erinnern?" Oder: „Es war ein Vogel dabei, wissen Sie noch welcher?" Wahrscheinlich wird er auch untersuchen, wie gut Sie noch rechnen können: „Was ist 100 minus 7? Setzen Sie bitte diese Reihe fort." Für jede richtige Antwort gibt es einen Punkt. Zählt der Arzt am Schluss zusammen, wie viele richtige Antworten Sie gegeben haben, hat er einen guten Anhaltspunkt, ob und in welchem Ausmaß kognitive Störungen vorliegen.

MIT DER UHR GEHEN: Ein einfacher Test ist auch der sogenannte Uhrentest, bei dem Sie gebeten werden, eine Uhr mit Zifferblatt zu zeichnen und die Zeiger auf zehn Minuten nach elf Uhr zu malen. Damit wird getestet, ob der Patient Schwierigkeiten in der Raumwahrnehmung und im Gedächtnis hat. Versuchen Sie es mal, das ist auch für gesunde Menschen gar nicht so einfach.

Erst nach diesen umfassenden Untersuchungen kann eine genaue Diagnose gestellt werden und erst dann können Sie gemeinsam mit ihrem Arzt und ihren Angehörigen darüber entscheiden, welche Behandlungsmethoden für Sie infrage kommen. Mit den heute zur Verfügung stehenden Therapiemöglichkeiten können viele Menschen mit Demenz mehrere Jahre auf diesem Niveau bleiben und ihr Leben noch weitgehend selbstbestimmt verbringen.

Wenn sich der Verlauf verschlimmert

Beim fortgeschrittenen Verlauf nach vielen Jahren kommt es durch den zunehmenden Verlust der Hirnfunktionen bereits zu Beeinträchtigungen im Alltag. Autofahren oder das Benutzen öffentlicher Verkehrsmittel sind kaum noch möglich. Sogar die Orientierung in der eigenen Wohnung kann verloren gehen. Oft kann es auch zu Verhaltensstörungen wie Rastlosigkeit und Nervosität kommen. Eine selbstständige Lebensführung, zu der Dinge wie Kochen, Einkaufen und Kontakte zu Familienangehörigen und Freunden gehören, wird zunehmend schwierig bis unmöglich. Der erkrankte Mensch ist auf fremde Hilfe oder Unterstützung durch Angehörige angewiesen. Einige Betroffene sind auch nicht mehr in der Lage, nahe Angehörige und Freunde zu erkennen. Der Verlauf einer Demenz ist bei jedem Menschen ganz individuell. Einige Menschen können über viele Jahre in diesem Stadium bleiben. Bei anderen kann sich der Verlauf auch schnell verschlechtern. Eine gute Zusammenarbeit mit dem Arzt und den Angehörigen spielt eine entscheidende Rolle. So können die individuellen Bedürfnisse berücksichtigt werden.

Zur Diagnostik, auch in einem späteren Stadium, nutzt der Arzt die gleichen Untersuchungen wie im Frühstadium. Hat er bereits in einem frühen Stadium eine Demenz festgestellt, hat er so auch einen Anhaltspunkt, wie die Demenz im Weiteren verläuft. Eine gesicherte Diagnose und angemessene Betreuung und Unterstützung können dabei helfen, den Herausforderungen des Alltags auch in dieser Phase zu begegnen und die Belastung durch die momentane Situation so gering wie möglich zu halten.

Das Spätstadium

Im weiteren Verlauf einer Demenz wird meist nach vielen Jahren das Spätstadium erreicht. Wann genau dieses Stadium vorliegt, ist sehr unterschiedlich und hängt unter anderem stark vom Lebensalter und den Begleiterkrankungen ab. Die Betroffenen sind dann auf Pflege rund um die Uhr angewiesen. Die Fähigkeit zu sprechen und zu verstehen ist unter Umständen völlig verloren gegangen. Das Gefühl für Zeit und Raum sowie für die eigene Persönlichkeit verlieren sich. Die Betroffenen haben Schwierigkeiten beim Erkennen von Familie und Freunden. Die Symptome sind so stark ausgeprägt, dass die Betroffenen nicht mehr alleine bleiben können. Psychotische Symptome wie starke Situationsverkehrungen, Wahnvorstellungen oder Halluzinationen können auftreten. Manche Betroffenen hören und sehen Dinge, die nicht wirklich da sind, weil sie die Realität nicht mehr richtig wahrnehmen können. Oft lässt sich dann auch eine Unterbringung im Pflegeheim nicht mehr vermeiden. Es ist ein Blick in die Zukunft, der erschüttert, dennoch gilt für Sie das Jetzt. Bevor wir zu den Möglichkeiten der Therapie kommen und damit Sie verstehen, warum diese helfen können, lassen Sie uns noch kurz erläutern, was genau bei einer Demenz im Gehirn passiert.

Was genau steckt hinter einer Demenz?

Demenz ist vor allem im Frühstadium schwer zu diagnostizieren, weil die Symptome häufig denen anderer Krankheiten ähneln. Auch wenn Sie verstehen wollen, wie die medikamentöse Behandlung funktioniert, ist dieser Abschnitt für Sie wichtig, denn die Ursache Ihrer Erkrankung ist ausschlaggebend für Ihre Behandlung. Was passiert nun im Gehirn?

Beginnen wir mit den Risikofaktoren für eine Demenz. Warum sich eine Demenz entwickelt, kann von verschiedenen Dingen abhängen, wobei es sich oft um eine Kombination von mehreren Faktoren handelt. Neben dem eigenen Lebensstil spielen unter anderem der eigene Gesundheitszustand, die Umweltbedingungen und der familiäre Hintergrund eine Rolle. Ein Hauptrisikofaktor ist zudem das Alter. Mit dem Alter nehmen neurodegenerative Prozesse zu, was dazu führt, dass das Gehirn mit komplexen Aufgaben nicht mehr richtig umgehen kann. Auch das Geschlecht spielt eine Rolle: Frauen, die statistisch gesehen eine höhere Lebenserwartung haben als Männer, haben auf Grund dieses Umstands auch ein höheres Risiko, an einer Demenz zu erkranken. Auch die natürliche angeborene Intelligenz sowie der erworbene Bildungsgrad spielen eine Rolle. Je besser das Niveau, auf dem wir starten, desto länger dauert es, bis sich eine Demenz bemerkbar macht. Man zehrt gewissermaßen zunächst noch von den Reserven.

Vielleicht haben Sie auch andere Menschen mit einer Demenz in Ihrer Verwandtschaft. In manchen Familien treten Demenzerkrankungen gehäuft auf. Es gibt verschiedene Gene, wie ApoE (Apolipo-Protein), bei denen bestimmte Varianten, sogenannte Polymorphismen, das Risiko für eine Demenz, speziell für Alzheimer, erhöhen. Darüber hinaus erhöhen Gene, die ein Risiko für Herz-Kreislauf-Erkrankungen, Bluthochdruck oder Diabetes darstellen, gleichzeitig auch die Wahrscheinlichkeit einer Demenz. Auch der Lebensstil spielt eine wichtige Rolle: Fettreiche, zu zuckerhaltige oder vitaminarme Ernährung, Rauchen, übermäßiger Alkoholkonsum, Übergewicht und Mangel an körperlicher Aktivität sind allesamt Risikofaktoren für Demenz.

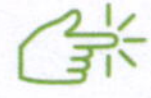

RISIKOFAKTOREN BEEINFLUSSEN: Ein gesunder Lebensstil, regelmäßige körperliche Aktivität, eine ausgewogene Ernährung, soziale Aktivitäten sowie die Kontrolle von Bluthochdruck und Diabetes können das Risiko für Demenz reduzieren. Manche Studien deuten darauf hin, dass bis zu 40 Prozent aller Demenzerkrankungen möglicherweise so verhindert werden können. Die Früherkennung dieser Risikofaktoren und eine gesunde Lebensweise verbessern also die Gehirngesundheit!

Der Verlust von Nervenzellen

Welche genauen Ursachen lassen sich nun für eine Demenz festmachen? Fast jede Krankheit des Gehirns, die die Hirnfunktionen verschlechtert, kann Symptome einer Demenz auslösen. In den allermeisten Fällen handelt es sich dabei um sogenannte neurodegenerative Erkrankungen, bei denen es zu einem Verlust der Nervenzellen kommt. Das gilt vor allem für die Alzheimer-Krankheit, ein Beispiel kann aber auch die Parkinson-Krankheit sein. Über andere Ursachen für Demenz, wie Durchblutungsstörungen des Gehirns, Entzündungen, Infektionen oder Normaldruck-Hydrozephalus, lesen Sie mehr im Abschnitt „Aber manchmal ist es ganz was anderes?" ab Seite 27.

Warum aber wird die Gehirnfunktion gestört? Die häufigste und bekannteste Ursache ist die Alzheimer-Krankheit, von der Sie hier schon gelesen haben. Bei ihr kommt es zu Eiweiß-Ablagerungen im Gehirn und im Gewebe zwischen und in den Nervenzellen. Diese führen zu einem Absterben der Nervenzellen. Auch die Kommunikation zwischen den Nervenzellen wird gestört. Erst viele Jahre nachdem es zu den ersten dieser Ablagerungen gekommen ist, treten die Symptome einer Demenz auf. Etwa zwei Drittel aller Demenzkranken sind davon betroffen. Die Eiweiß-Ablagerungen zwischen den Nervenzellen, die sogenannten Amyloidplaques, bestehen aus den Abbauprodukten eines Eiweißes, das jeder Mensch natürlicherweise besitzt und das auch als Beta-Amyloid bezeichnet wird. Bei Betroffenen mit Demenz verklumpt es bereits in der frühen Erkrankungsphase im Gehirn und stört dort die Kommunikationsfähigkeit der Zellen (siehe Seite 64). Aber auch bei Menschen in hohem Lebensalter, die noch keine Demenzsymptome aufweisen, kann es zu Amyloidanreicherungen kommen. Eine Untersuchung des Nervenwassers kann bereits vor Auftreten der ersten Symptome Hinweise geben. Die Ablagerungen sind auch der Ansatzpunkt für neue Medikamente, die intensiv erforscht werden. Damit können die Ablagerungen zumindest teilweise wieder aufgelöst werden. Außerdem gibt es bereits seit einigen Jahren Medikamente, die die Kommunikation zwischen den Nervenzellen wieder verbessern können (siehe Seite 39).

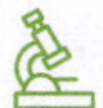

DIE AKTE AUGUSTE DETER: Der Name der Alzheimer-Erkrankung geht auf den Arzt Alois Alzheimer zurück. Er hatte bereits im Jahre 1906 im Gehirn der verstorbenen Patientin Auguste Deter, die zuvor an auffälligen Gedächtnisstörungen und Verhaltensänderungen gelitten hatte, Eiweißablagerungen zwischen den Nervenzellen beobachtet und dies in einer Fachzeitschrift veröffentlicht.

Rund 15 Prozent der Demenzkranken haben eine Lewy-Körperchen-Demenz oder Demenz bei Parkinson-Krankheit. Das sind eng verwandte Krankheitsbilder, bei denen es ebenfalls zu Ablagerungen in den Nervenzellen kommt, den sogenannten Lewy-Körperchen. Während es bei der Parkinson-Krankheit zunächst zu den bekannten Bewegungsstörungen kommt (Zittern, Verlangsamung, Muskelsteifheit) und im Verlauf kognitive Störungen bis hin zur Demenz auftreten können, ist es bei der Lewy-Körperchen-Krankheit umgekehrt: Die kognitiven Störungen stehen im Vordergrund, im Verlauf kann es zu motorischen Parkinson-Symptomen kommen. Bei beiden Krankheitsbildern kommt es außerdem häufig zu visuellen Halluzinationen. Auch hier gibt es Medikamente, die genau diese Probleme mit einigem Erfolg angehen.

Bei etwa 5 Prozent der Demenzkranken kommt es zu einem Absterben der Nervenzellen im Stirnlappen (Frontallappen) und Schläfenlappen (Temporallappen), das heißt, in Bereichen, die vor allem für die Persönlichkeit und das Sozialverhalten wichtig sind. Dementsprechend stehen auch Veränderungen der Persönlichkeit und des Verhaltens im Vordergrund, wie enthemmtes und sozial unangemessenes Verhalten, Störungen des Antriebs, der Empathie und des Essverhaltens. Diese Art der Demenz, die sogenannte fronto-temporale Demenz, kann bereits im mittleren Lebensalter auftreten. Hier kann eine Kombination aus medikamentöser Therapie, therapeutischer

SELBSTTEST DEPRESSION

Mit einigen Symptomen kann man sich dem Thema Depressionen nähern. Eine Diagnose durch einen Arzt ist aber Pflicht!

Depressionen sind leider eine häufige Begleiterkrankung von Demenz. Sie sind aber auch eine der häufigsten Ursachen für die Fehldiagnose einer Demenz. Beide Erkrankungen sind sich sehr ähnlich und müssen behandelt werden. Deshalb ist es wichtig, Depressionen frühzeitig zu erkennen. Dieser Selbsttest kann darauf hinweisen, dass Sie möglicherweise an einer Depression erkrankt sind. Er liefert aber höchstens Hinweise und ersetzt keine professionelle Diagnose durch einen Arzt.

- ○ In den letzten zwei Wochen habe ich mich niedergeschlagen, deprimiert oder hoffnungslos gefühlt.
- ○ In den letzten zwei Wochen habe ich wenig Interesse oder Freude an Aktivitäten gehabt, die ich normalerweise mag.
- ○ In den letzten zwei Wochen hatte ich Schlafprobleme oder habe zu viel geschlafen.
- ○ In den letzten zwei Wochen habe ich mich müde oder energielos gefühlt.
- ○ In den letzten zwei Wochen hatte ich Appetitveränderungen oder Gewichtsverlust/-zunahme.
- ○ In den letzten zwei Wochen hatte ich Schwierigkeiten, mich zu konzentrieren oder Entscheidungen zu treffen.
- ○ In den letzten zwei Wochen habe ich mich wertlos oder schuldig gefühlt.
- ○ In den letzten zwei Wochen hatte ich wiederkehrende Gedanken an Tod oder Selbstmord.
- ○ In den letzten zwei Wochen hatte ich körperliche Beschwerden, für die kein klarer Grund gefunden wurde.

Haben Sie mehrere Fragen mit „Ja" beantwortet, sollten Sie professionelle Hilfe suchen. Bitte denken Sie daran: Sie sind nicht alleine und es kann Ihnen geholfen werden. Sprechen Sie mit Ihrem Arzt darüber. Übrigens: Auch Menschen mit Demenz können erfolgreich gegen Depressionen behandelt werden.

Unterstützung und Pflegeinterventionen helfen. Auch die Angehörigen brauchen Hilfe dabei, besser damit umzugehen.

Außerdem gibt es Demenzerkrankungen, die auf Durchblutungsstörungen zurückgehen, sogenannte vaskuläre Demenzen. Diese entstehen zum Beispiel durch Durchblutungsstörungen im Bereich der kleinsten Hirngefäße (sogenannte Mikroangiopathie). Ursache sind vor allem hoher Blutdruck, Diabetes oder zu hohe Cholesterinwerte, Rauchen und Übergewicht. Außerdem kann eine Demenz nach mehreren Schlaganfällen auftreten, bei denen es zu einer Verstopfung der großen Blutgefäße kommt, einer sogenannten Makroangiopathie. Man nennt dies auch Multi-Infarkt-Demenz.

Manchmal verursachen aber auch andere Erkrankungen Symptome einer Demenz, die aber tatsächlich gar nicht vorliegt. Gedächtnisstörungen, verlangsamtes Denken, Sprachstörungen, eingeschränkter Wortschatz und Verhaltensänderungen können auch die Folge von behandelbaren Erkrankungen sein.

Aber manchmal ist es etwas ganz anderes

Immer wieder ist es schwierig, neurodegenerativ oder vaskulär verursachte Demenz von anderen Erkrankungen abzugrenzen, die die gleichen Symptome hervorrufen. Eine genaue Diagnose ist hier jedoch sehr wichtig, denn ist das Gehirn noch nicht dauerhaft geschädigt, kann eine Behandlung dieser Erkrankungen die Symptome wieder abklingen lassen. In diesem Abschnitt wollen wir Ihnen die häufigsten Gründe dafür erklären, was sich noch hinter einer Demenzdiagnose verbergen könnte. Sich darüber im Klaren zu sein ist wichtig, denn Studien zufolge sind immerhin mehr als 25 Prozent aller Demenzdiagnosen nicht richtig.

NORMALDRUCK-HYDROZEPHALUS: Dabei ist die sogenannte Resorption des Nervenwassers im Gehirn beeinträchtigt und es werden verschiedene Hirnfunktionen gestört. Die Folge ist eine Kombination (medizinisch Trias genannt) aus Demenz, Gangstörung und Inkontinenz. Der Nervenwasserstau kann aber durch einen kleinen operativen Eingriff wieder gelöst werden. Das kann manchmal eine vollständige Wiederherstellung herbeiführen.

2 STÖRUNGEN DER SCHILDDRÜSE: Erkrankungen der Schilddrüse können ebenfalls Symptome ähnlich wie bei einer Demenz auslösen. Abgeklärt werden müssen so beispielsweise eine eventuelle Unter- oder Überfunktion der Schilddrüse. Nach einer entsprechenden medikamentösen oder einer operativen beziehungsweise strahlentherapeutischen Behandlung klingen dann die kognitiven Störungen wieder ab.

3 VITAMINMANGEL: Eine Vitaminunterversorgung, vor allem mit Vitamin B_1, B_{12} und Folsäure, kann ebenfalls die Hirnfunktionen beeinträchtigen. Mit einer Blutuntersuchung kann Ihr Arzt den Mangel leicht erkennen. Werden die Vitamine wieder in ausreichender Menge aufgenommen, können sich die Hirnfunktionen wieder normalisieren.

4 DEPRESSION: Bestimmte Symptome von Depressionen, wie Gedächtnisprobleme, Konzentrationsstörungen und Rückzug aus dem sozialen Leben, können denen einer Demenz ähneln. Depressionen sind eine der häufigsten Ursachen für die Fehldiagnose einer Demenz. Oft ist eine Depression auch ein erstes Symptom einer Demenz. Depressionen können und müssen aber behandelt werden. Eine Behandlung kann möglicherweise auch einer Demenz vorbeugen. Eine Abgrenzung der Depression von einer Demenz ist daher wichtig.

5 SCHLAFSTÖRUNGEN: Häufig ist beispielsweise die Schlaf-Apnoe, bei der es während des Schlafs wiederholt zur Verringerung oder dem kompletten Aussetzen der Atmung kommt. Wer übermüdet ist, kann sich nicht mehr richtig konzentrieren, woraus Fehler und Unaufmerksamkeit resultieren. Die Symptome sind damit ebenfalls ähnlich wie bei einer Demenz, sodass Schlafprobleme als mögliche Ursache auftretender Schwierigkeiten unbedingt in Betracht gezogen werden sollten.

6 NEBENWIRKUNGEN VON MEDIKAMENTEN: Im höheren Lebensalter sind die meisten von uns leider nicht mehr völlig gesund. Viele müssen gleich mehrere Medikamente gegen Bluthochdruck oder andere Erkrankungen einnehmen. Allerdings verringert sich mit dem Alter auch die Leistungsfähigkeit der Nieren und der Leber, Medikamente werden schlechter abgebaut. Haben Sie die Medikamente bisher noch gut vertragen, kann es dann zu unerwünschten Wechselwirkungen zwischen den einzelnen Präparaten kommen. Auch dies kann fälschlich auf eine Demenz hindeuten. Wichtig ist, dass Sie Ihrem Arzt eine genaue Liste der Medikamente geben, die Sie einnehmen. Oft werden diese von Ärzten verschiedener Fachrichtungen verschrieben und nicht nur Ihr Hausarzt kann dann leicht die Übersicht verlieren. Mit Dosisanpassungen oder kleinen Umstellungen lassen sich aber diese Wechselwirkungen (siehe Seite 54) wieder aufheben und damit auch die vermeintlichen Symptome der Demenz.

7 **ÜBERMÄSSIGER ALKOHOLKONSUM:** Übermäßiger Alkoholkonsum kann die Hirnfunktionen auf Dauer beeinträchtigen und damit demenzähnliche Symptome auslösen. Im Alter verarbeitet die Leber zudem toxische Stoffe langsamer. Haben Sie bisher Ihr Glas Wein oder Bier gut vertragen, kann sich das im Alter durchaus ändern. Alkoholmissbrauch ist ein Nervengift und schädigt das Gehirn auf Dauer. Daher sollten Sie Ihren Arzt ehrlich über Ihre Trinkgewohnheiten informieren.

Psychische Erkrankungen als Ursache der Symptome

Auch einige psychische Erkrankungen sind durch Symptome gekennzeichnet, die auf eine Demenz hinweisen können. Diese Symptome können jedoch behandelt werden, nicht zuletzt weil eine solche Therapie der psychischen Erkrankungen auch das Risiko für die Entwicklung einer Demenz reduzieren kann.

Im Vordergrund stehen hier die bereits genannten Depressionen, die lang anhaltend und unbehandelt das Risiko für Demenz erhöhen können. Depressionen sind in der Symptomatik einer Demenz sehr ähnlich. Beide Erkrankungen können daher – und das geschieht gar nicht so selten – verwechselt werden. Auch eine Depression verläuft bei jedem anders. Charakteristisch sind beispielsweise der Verlust an Lebensfreude, aber auch wenig Appetit oder Schlafprobleme. Menschen mit Depressionen fühlen sich oft anhaltend müde und haben Schwierigkeiten, selbst einfache Aufgaben zu erledigen. Sie sind dauerhaft traurig und niedergeschlagen, verlieren die Lust an den Dingen, die ihnen bisher Freude gemacht haben, wie Hobbys oder Sport. Sie ziehen sich, wie Demenzkranke auch, aus dem Freundeskreis zurück. Charakteristisch sind auch Schwierigkeiten, sich zu konzentrieren, Entscheidungen zu treffen oder sich zu erinnern, alles ähnlich wie bei einer Demenz. Oft kann nur ein Fachmann beide Erkrankungen auseinanderhalten. Allein kommen die Betroffenen nur ganz schwer aus einer Depression wieder heraus. Wichtig ist daher professionelle Hilfe in Form von Psychotherapien, zum Teil kombiniert mit der Gabe von Antidepressiva. Auf diese Weise können Depressionen gut behandelt und im Idealfall ganz behoben werden.

Eine Psychose wiederum kann begleitend zur Depression auftreten oder auch allein. Bei Menschen mit psychotischen Erkrankungen, wie etwa einer Schizophrenie oder bipolaren Störung, ist ebenfalls der Hirnstoffwechsel gestört. Die Folgen sind wie bei einer Demenz Unkonzentriertheit und Erinnerungslücken. Im Gehirn liegt dabei in einigen Bereichen ein Zuviel, in anderen ein Zuwenig an Botenstoffen (Neurotransmittern) vor. Die Betroffenen sind von vielen Situationen überfordert. Sie können nur noch selten abschalten. Das gesamte Gehirn ist in einem dauernden Stresszustand. Menschen mit Psychosen können die Realität nicht mehr richtig wahrnehmen und haben Halluzinationen. Das heißt, sie sehen, hören, schmecken oder spüren Dinge, die für sie ganz real, in Wirklichkeit aber nicht vorhanden sind. Auch diese Erkrankungen können heute, wenn sie erkannt werden, behandelt werden.

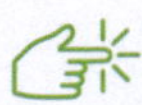

UM DAS RISIKO WISSEN: Wichtig zu wissen ist, dass psychische Erkrankungen wie Depressionen oder Psychosen nicht unbedingt zu einer Demenz führen. Viele Menschen mit psychischen Erkrankungen entwickeln keine Demenz. Allerdings handelt es sich um Erkrankungen, die das Risiko dafür erhöhen und die je nach Schwere der Symptome bisweilen mit einer Demenz verwechselt werden können. Um dem vorzubeugen, ist eine detaillierte Diagnostik durch Spezialisten umso wichtiger.

Sie haben nun einen ersten Überblick über die Tücken der Diagnose bekommen und wissen, dass eine scheinbare Demenz nicht immer Ausdruck eines irreversiblen Hirnabbauprozesses ist. Daher ist es wichtig, dass Sie Klarheit gewinnen. Doch was, wenn sich die erste Vermutung im Diagnoseverfahren erhärtet und der Arzt die Diagnose „Demenz" zweifelsfrei mitteilt? Wie geht es nun weiter, was können Sie nach dem ersten Schock tun? Dafür kann es hilfreich sein, die ersten Gedanken zu sammeln. Sie können schon jetzt dabei helfen, erste Schritte in die Wege zu leiten. Dazu im nächsten Abschnitt ein paar Ideen, wie Sie sich gemeinsam der Diagnose und die Bedeutung für Ihr weiteres Leben nähern und erste Wünsche an die Behandlung formulieren können.

Welche Wünsche haben Sie an Ihr neues Leben?

Entscheidend für Ihre Therapie sind Ihre Bedürfnisse. Sprechen Sie mit dem Arzt und Ihrer Familie darüber, was für Sie bei der Behandlung am wichtigsten ist.

Wenn Sie die Diagnose einer Demenz erhalten haben und der erste Schock überwunden ist, geht es an die konkrete Planung der nächsten Schritte. Ihr Arzt wird sich mit Ihnen und eventuell auch mit Ihren Angehörigen über mögliche Therapieformen unterhalten und Ihnen verschiedene Möglichkeiten aufzeigen. Für Sie ist wichtig, dass Sie in diesen Gesprächen auch über Ihre Vorstellungen sprechen, denn die nun kommende Therapie soll ja Ihre Lebensumstände verbessern und Ihnen ein gutes Leben angesichts des frühen Demenzstadiums ermöglichen. Übrigens: Gleiches gilt für die Angehörigen.

Im Folgenden finden Sie einen Vorschlag, wie Sie Ihre Vorstellungen möglichst genau mit Ihren Ärzten besprechen können. Gemeinsam sollten Sie dann einen Plan entwickeln, der die notwendigen medizinischen Maßnahmen und Ihre Wünsche miteinander in Einklang bringt. Allerdings geht es nicht nur um die medizinische Seite – auch Ihr soziales Leben, Ihre Kontakte zu Angehörigen und Freunden sowie Bekannten sind von der Diagnose betroffen. Auch dazu finden Sie hier ein paar Vorschläge und Anregungen, wie Sie diese in die Findungsphase Ihres neuen Lebensabschnittes einbinden können.

Klar ist: Niemand muss diesen Weg allein gehen. Doch um Hilfe zu bekommen, ist es wichtig, die eigenen Bedürfnisse zu kennen, um diese für das Umfeld formulieren zu können. Wobei man letztlich sagen muss, dass wir alle uns unserer Bedürfnisse bewusst sein sollten und das bereits in gesunden Zeiten und nicht erst nach dem „Schuss vor den Bug“. Nehmen Sie sich also die Zeit und machen Sie sich Gedanken zu Ihrer Diagnose und darüber, wie Sie sich die nächsten Jahre vorstellen.

Schreiben Sie Ihre Vorstellungen an die Behandlung auf

Am besten nehmen Sie sich ein Notizbuch und schreiben alles auf, was Sie sich von der Behandlung versprechen. Das Aufschreiben hilft vielen, ihre Wünsche für sich und andere klarer zu formulieren. Scheuen Sie sich nicht, ganze Seiten zu füllen. Sie müssen den Text auch niemandem zeigen. Vielleicht kann Ihnen auch ein Angehöriger oder Freund helfen, alles aufzuschreiben.

WAS IST IHNEN BESONDERS WICHTIG? Das ist bei jedem unterschiedlich und für den Arzt ein entscheidendes Kriterium für die Behandlung und Maßnahmen, die er mit Ihnen besprechen wird. Schreiben Sie hier einfach alles auf, was Ihnen in den Sinn kommt. Ordnen können Sie es hinterher. Idealerweise legen Sie dazu eine Liste von Dingen an, die Ihnen besonders wichtig sind.

Vielen Betroffenen liegt beispielsweise besonders der Erhalt der eigenen Selbstständigkeit am Herzen. Hierfür stehen verschiedene Therapiemethoden zur Verfügung, wie das Training der Alltagskompetenzen. Beispielsweise können mit Ergotherapie die Selbstversorgung und Haushaltsführung, Freizeitbeschäftigungen und soziale Aktivitäten geübt werden. Wichtige Punkte können dabei sein, Ihre Alltagstätigkeiten, wie zum Beispiel Ankleiden und Essen, so lange es geht selbst zu erledigen – oder möglichst lange noch das geliebte Hobby auszuüben. Hier gibt es ebenfalls speziell entwickelte Trainingsmöglichkeiten, bei denen Sie Ihr Arzt unterstützen kann.

Vielleicht möchten Sie auch weiterhin oder wieder mehr am sozialen Leben teilnehmen, mit anderen reden, spielen, musizieren, ein Konzert oder einen Kinofilm erleben oder wieder mehr verreisen. Auch hierbei kann Ihnen die Behandlung helfen, diese Möglichkeiten so lange wie möglich zu erhalten. Oder Sie wollen wieder gut schlafen können. Wichtig ist vielen auch, solange wie möglich die geistige Leistungsfähigkeit zu erhalten. So können bestimmte Medikamente und auch Trainingsmethoden wie kognitive Stimulation und kognitives Training die geistige Leistungsfähigkeit verbessern, wie wir in den späteren Kapiteln näher vorstellen. Oder Ihnen ist am wichtigsten, dass Sie aus der Traurigkeit herauskommen und wieder Freude empfinden.

IHRE BEDÜRFNISSE ZÄHLEN

Nehmen Sie sich die Zeit, über Ihre Wünsche und Bedürfnisse, Sorgen und Ängste nachzudenken.

Wie geht es mir mit der Diagnose Demenz?

Was möchte ich über die Behandlung erfahren? Was sind meine Wünsche an die Therapie? Was möchte ich auf keinen Fall?

Welche Ängste habe ich bei der Behandlung? Was macht mir am meisten Sorgen?

Was möchte ich in den nächsten Jahren unbedingt noch erleben?

Wie möchte ich in den nächsten Jahren leben? Wie, wo ...?

Notieren Sie sich alle anderen, auch ganz persönlichen Fragen. Es gibt keine dummen Fragen. Es geht um die Gestaltung Ihres neuen und nun anderen Lebens. Und nur wenn Ihr Arzt weiß, was in Ihnen vorgeht, kann er Sie bei allen Ihren Bedürfnissen unterstützen.

Schreiben Sie auch auf, was Sie alles nicht möchten. Vielleicht möchten Sie nicht mehr so niedergeschlagen sein. Oder Sie wollen sich nicht mehr ständig über Ihre Angehörigen ärgern. Sie möchten nicht mehr so viel streiten. Sie haben die Nase voll von Ihren Stimmungsschwankungen. Vielleicht wollen Sie auch trotz der Medikamente nicht auf Ihr Glas Wein am Abend verzichten. Oder Sie würden nie in ein Heim ziehen wollen. Vielleicht haben Sie auch ein Haustier, von dem Sie sich nicht trennen möchten. Es geht hier um Ihre Wünsche und Bedürfnisse. Sie haben sicherlich ganz eigene Vorstellungen. Oder es stehen ganz andere Dinge für Sie im Vordergrund. Tragen Sie alles in Ihr Notizbuch ein, was Ihnen in den Sinn kommt. Scheuen Sie sich nicht, Ihrem Arzt das alles mitzuteilen. Er wird Sie soweit möglich dabei unterstützen, Ihre Bedürfnisse umzusetzen.

Haben Sie Fragen, Ängste, Sorgen?

Was sind Ihre Fragen und Ängste im Zusammenhang mit der medizinischen Behandlung? Jeder hat ganz unterschiedliche Bedürfnisse. Das ist abhängig von Ihren persönlichen Erfahrungen und Einstellungen. Auch hier gilt wieder: Schreiben Sie alles auf. Reden Sie auch mit Ihren Angehörigen und Freunden darüber. Sicherlich kennt der eine oder andere jemanden, der auch an einer Demenz erkrankt ist. Dann sollten Sie diese Fragen und Ängste offen mit den behandelnden Ärzten und Fachleuten und auch Ihren Angehörigen besprechen. Ihr Arzt wird alles ihm Mögliche tun, um Sie zu verstehen. Dazu gehört es auch, Ihre Ängste und Sorgen ernst zu nehmen. Je mehr Sie ihm erzählen, umso besser kann er Sie verstehen, Ihre Fragen klären und Ihre Ängste lindern. Einige fragen sich beispielsweise, wie sich die Behandlung auf ihre Lebensqualität auswirken wird. Andere möchten wissen, wie die Erfolgsaussichten der Behandlung sind. Oder wie viel Zeit ihnen noch bleibt? Ob sie jetzt ins Heim müssen oder wie lange sie noch zu Hause leben können?

Möglicherweise wollen Sie auch aktiv an der Behandlung mitwirken und fragen nach Empfehlungen zur Ernährung, Bewegung oder anderen Gewohnheiten. Einige fragen sich auch: „Wie lange wird die Behandlung dauern?" oder „Wie schnell sind Verbesserungen zu sehen?" Andere wiederum sind besorgt: „Wie lange muss ich das alles einnehmen? Muss ich jetzt mein ganzes Leben lang Tabletten schlucken?“ Möglicherweise machen Sie sich auch Sorgen wegen der Kosten: „Wer bezahlt das denn alles?“ Oder Sie verstehen den Sinn der Behandlung nicht. Sie fühlen sich nach wie vor völlig gesund und möchten nicht gegen Ihren Willen behandelt werden. Auch das sollten Sie Ihrem Arzt und Ihren Angehörigen mitteilen. Nicht wenige Betroffene haben Angst, die Kontrolle über den eigenen Körper oder das eigene Leben zu verlieren. Vielleicht möchten Sie aber auch wissen, welche Nebenwirkungen bei Medikamenten auftreten und wie häufig. Welche langfristigen Risiken werden entstehen? Einige haben auch Angst, von den Medikamenten abhängig zu werden. Oder dass sie „ruhiggestellt“ oder sogar vergiftet werden. All das sind völlig normale Fragen. Falsche Fragen gibt es dabei nicht. Wichtig ist, dass Sie Ihren Arzt über Ihre Fragen und Ängste informieren. Er kann dann eine Behandlungsmethode finden, die dies alles berücksichtigt.

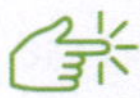

BEDÜRFNISSE STETS IM BLICK BEHALTEN: Schauen Sie vor jedem Arztbesuch, vielleicht gemeinsam mit Ihrer Familie, noch einmal in Ihr Notizbuch. Nehmen Sie am besten auch Ihre Angehörigen zur Unterstützung mit, damit Sie Ihre Wünsche an die Behandlung besser vertreten können.

Freunde und Familie einbinden

Bei der Umsetzung Ihrer Wünsche können Freunde und Familienangehörige Sie unterstützen. Machen Sie doch ein Familientreffen, bei dem jeder etwas dazu sagen kann, wie er sich die Zukunft mit Ihrer Erkrankung vorstellt und wie sie dabei helfen möchten. Nutzen Sie dazu unseren Vorschlag für eine Familienkonferenz auf Seite 132. Laden Sie Ihre Freunde ein und erzählen Sie ihnen von Ihrer Situation und Ihren Wünschen. Schreiben Sie auch die Wünsche Ihrer Angehörigen und Freunde auf. Vielleicht finden Sie einen gemeinsamen Wunsch, den Sie zu zweit oder zu mehreren umsetzen können.

Das Notizbuch wird so immer voller: Schreiben Sie auf, was Sie in den nächsten Jahren – in der nahen und in der fernen Zukunft – noch machen möchten. Erzählen Sie auch Ihrem Arzt davon. Vielleicht wollen Sie ja auf eine längere Reise gehen. Wieder einmal das

Meer sehen. Nach und nach Ihre Traumstädte besuchen. Welche sind das? Oder Sie wollen ein neues Hobby ausprobieren. Sie träumen schon lange davon, auf ein bestimmtes Konzert zu gehen? Sie möchten noch häufiger die Oper oder das Theater besuchen? Vielleicht wollen Sie wieder häufiger das Tanzbein schwingen. Oder sich noch einmal richtig verlieben. Notieren Sie einfach alles, was Ihnen in den Sinn kommt. Auch wenn Ihnen das zunächst vielleicht völlig absurd vorkommt: Sie müssen Ihr Leben nicht einschränken!

Wie hilft Ihnen dieses Buch?

Sie haben nun mit Sicherheit immer noch viele Fragen. Was passiert jetzt mit Ihnen? Wie sehen die nächsten Jahre aus? Wie gesagt: Bisher kann noch kein Medikament eine Demenz vollständig heilen. Trotzdem stehen Ihnen heute bereits eine ganze Reihe von Therapiemöglichkeiten zur Verfügung, die über mehrere Jahre ein weitgehend selbstbestimmtes Leben ermöglichen.

Im nächsten Kapitel wollen wir Ihnen die Medikamente vorstellen, die dem kognitiven Abbau entgegenwirken, wie etwa Antidementiva, und solche, die die beschriebenen neuropsychiatrischen Begleitsymptome wie Depressionen, Unruhe und Schlaflosigkeit behandeln. Sie erfahren, wie sich die Medikamente im Verlauf der Erkrankung ändern werden und auch, wie es beispielsweise mit der Therapie von Verhaltensauffälligkeiten oder -störungen aussieht. Wir wollen Ihnen zeigen, was möglich und machbar ist. Dazu gehen wir auch kurz auf pflanzliche Behandlungsmöglichkeiten ein. Ein für Sie sicher wichtiger Aspekt sind die zu erwartenden Nebenwirkungen.

Ein weiteres Thema werden die nicht-medikamentösen Behandlungsmethoden sein. Wir werden Ihnen erklären, wie diese Therapien aufgebaut sind und wobei sie Sie unterstützen können. Dabei gehen wir auch darauf ein, welche Therapiemethoden bei Ihnen wirken können und wie Sie sie in Ihren Alltag einbauen. Ein wichtiger Punkt ist, wie Sie Ihre Wohn- und Lebensumgebung sinnvoll gestalten können, sodass Sie so lange wie möglich in Ihrer Wohnung bleiben können. Außerdem wollen wir Ihnen zeigen, wie eine feste Tagesstruktur und Routinen Ihr Leben erleichtern können. In den weiteren Kapiteln geht es vertiefend um ein Leben nach Ihren eigenen Bedürfnissen. Welche Maßnahmen sollten Sie jetzt ergreifen, um auch den Rest Ihres Lebens in Würde zu leben?

WIE MEDIKAMENTE HELFEN KÖNNEN

Haben Sie keine Angst vor Medikamenten. Sie können helfen, viele der Symptome zu verbessern. Welche Wirkstoffe zum Einsatz kommen und wobei sie helfen, wird Ihr Arzt mit Ihnen besprechen. Wichtig für Sie: Sie entscheiden mit!

Verzögerung ermöglichen: Antidementiva

Bei der Demenztherapie steht die Verlangsamung des Krankheitsverlaufs im Mittelpunkt. Dabei helfen besonders zwei wichtige Medikamente.

Die Behandlung einer Demenzerkrankung ist nicht einfach. Sie besteht immer aus mehreren Bausteinen, die im besten Fall optimal ineinandergreifen. Dabei sind Medikamente der wichtigste Bestandteil, den wir uns hier näher anschauen. Durch das zunehmende Wissen über die Ursachen der Demenzerkrankungen sind bereits viele Ansatzpunkte für die Behandlung bekannt und es wird weiter mit hoher Intensität daran gearbeitet, noch bessere Therapien zu finden. Fakt ist aber auch: Bisher gibt es noch kein Medikament, das eine Demenz heilen kann. Das liegt vor allem daran, dass eine Demenzerkrankung erst dann diagnostiziert werden kann, wenn die ersten Symptome aufgetreten sind. Das Gehirn hat dann meistens schon erheblichen Schaden erlitten, der nicht mehr rückgängig gemacht werden kann. Eine möglichst frühe Diagnose und Behandlung jedoch können den Verlauf einer Demenz verlangsamen, indem die Entwicklung der Symptome verzögert wird. Neue Medikamente, die das Übel an der Wurzel packen und direkt auf die Ursachen wirken, haben sich bereits bewährt und machen damit Hoffnung, dass sich in Zukunft sogar eine nachhaltige Verbesserung des Verlaufes schon vor der Entstehung schwererer Einschränkungen erzielen lässt.

In diesem Kapitel erfahren Sie, welche Medikamente zur Verfügung stehen und was mit diesen Medikamenten erreicht werden kann. Das betrifft nicht nur die Verzögerung des kognitiven Abbaus, sondern auch andere mögliche Begleitsymptome einer Demenz wie Unruhe, Depressionen oder aggressives Verhalten. Wir erklären, für wen welche Medikamente geeignet sind und was dabei beachtet werden muss, etwa Nebenwirkungen und Wechselwirkungen mit anderen Arzneimitteln. Was wir Ihnen noch mit auf den Weg geben wollen: Wenn Sie Fragen zu Medikamenten haben, verunsichert sind, ob Sie diese wirklich nehmen möchten, vielleicht mit den Nebenwirkungen nicht klarkommen, sprechen Sie immer mit Ihrem Arzt. Notieren Sie Ihre Fragen und Sorgen für den nächsten Termin. Ihr Arzt wird diese ernst nehmen und Sie ausführlich beraten!

Die Kommunikation der Nervenzellen beeinflussen

Medikamente, die gezielt die geistige Leistungsfähigkeit bei einer Demenz unterstützen sollen, bezeichnet man als Antidementiva. Derzeit stehen hier zwei Medikamentenklassen zur Verfügung: die Acetylcholinesterase-Hemmer sowie der Glutamat-Antagonist Memantin.

Acetylcholin ist ein Botenstoff, der für die Signalübertragung von einer Nervenzelle zur nächsten notwendig ist. Er dient also der Kommunikation zwischen Nervenzellen innerhalb des Gehirns und hat darüber hinaus viele Funktionen im vegetativen Nervensystem (Parasympathikus). Im Gehirn ist er wichtig für die Regulation von Gedächtnis, Aufmerksamkeit und anderen kognitiven Funktionen. Im vegetativen Nervensystem reguliert er wichtige Organfunktionen wie Herzfrequenz, Verdauung und Atmung.

Bei den meisten Demenzerkrankungen gehen im Rahmen der sogenannten Neurodegeneration Nervenzellen zugrunde. Speziell bei der Alzheimer-Krankheit hat man herausgefunden, dass schon recht früh diejenigen Zellen absterben, die Acetylcholin im Gehirn produzieren, sodass dieser wichtige Botenstoff fehlt und seine Funktionen nicht richtig ausgeführt werden können. Eine Möglichkeit, diesen Mangel zu beheben, bieten Medikamente, die den Abbau dieses Botenstoffs hemmen. Sie blockieren das Enzym Acetylcholinesterase und werden daher auch als Acetylcholinesterase-Hemmer bezeichnet. Durch sie steht den Nervenzellen wieder mehr Acetylcholin zur Verfügung, sodass die Signalübertragung zwischen den Nervenzellen verbessert wird. Inzwischen weiß man, dass die Medikamente auch bei der Parkinson- und der Lewy-Körperchen-Demenz wirksam sind.

Für Demenzpatienten bedeutet das, dass Gedächtnis, Aufmerksamkeit und andere kognitiven Funktionen wieder etwas besser werden können. Die Wirksamkeit ist aber bei jedem Betroffenen unterschiedlich. Andere Demenzformen, wie die vaskuläre oder die fronto-temporale Demenz, sprechen oft weniger gut auf diese Medikamente an.

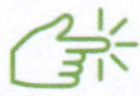

JE FRÜHER, DESTO BESSER: Antidementiva scheinen am wirksamsten zu sein, wenn sie in einem frühen oder mittleren Stadium der Erkrankung eingesetzt werden. In fortgeschrittenen Stadien ist die Wirksamkeit häufig begrenzt.

Möglicherweise beeinflussen genetische Faktoren (wie das Vorhandensein des Risikogens ApoE-4, siehe Seite 23) das Ansprechen auf die Medikamente. Auch der allgemeine Gesundheitszustand, das Vorhandensein anderer Erkrankungen und die Einnahme anderer Medikamente spielen eine Rolle. Wichtig ist, dass Medikamente nur vorübergehend die Symptome verbessern können. Sie sind nicht in der Lage, den fortschreitenden Verlust von Nervenzellen im Gehirn zu stoppen. Acetylcholinesterase-Hemmer können also eine Demenz nicht heilen, sie können aber einige Monate oder sogar Jahre Zeit schenken, in denen ein weitgehend selbstbestimmtes Leben möglich ist.

Wirkstoffe gezielt einsetzen

In Deutschland sind derzeit drei Acetylcholinesterase-Hemmer zur Behandlung der Demenz zugelassen: Donepezil, Rivastigmin sowie Galantamin. Die Acetylcholinesterase-Hemmer sind nur zur Behandlung der leichten bis mittelschweren Demenz bei Alzheimer-Krankheit sowie Rivastigmin auch bei Parkinson-Demenz zugelassen. Bei leichter kognitiver Störung (MCI) sind Acetylcholinesterase-Hemmer nicht wirksam, da es möglicherweise noch gar keinen Mangel an Acetylcholin gibt. Bei schwerer Demenz haben die Acetylcholinesterase-Hemmer nur noch wenig Effekt. In diesem Stadium sind die Schäden so weit fortgeschritten, dass die Verbesserungen, die durch diese Medikamente erzielt werden können, kaum noch wahrnehmbar sind. Bei sehr weit fortgeschrittener Demenz produziert das Gehirn möglicherweise gar kein Acetylcholin mehr. Dann kann auch eine Hemmung der Acetylcholinesterase nicht mehr wirken.

Ausnahmen bestätigen die Regel: Es gibt schwere Demenzen, bei denen Acetylcholinesterase-Hemmer trotzdem die kognitive Funktion und den Allgemeinzustand verbessern können. Diese Effekte sind jedoch in der Regel nur schwach und variieren von Patient zu Patient. In Studien haben auch viele Patienten, die Mischformen und andere Demenzerkrankungen hatten, von der Behandlung profitiert. Der behandelnde Arzt wird daher prüfen, ob eine Behandlung für den Betroffenen infrage kommt.

Die Empfehlungen gelten dahingehend, die Mittel bei Einschränkungen der Kognition und der Fähigkeit zur Verrichtung von Alltagsaktivitäten einzusetzen. Zu diesem Zweck hat das Institut für Qualität und Wirtschaftlichkeit im Gesundheitswesen (IQWiG) alle verfügbaren Studien zu den drei Medikamenten daraufhin geprüft, welcher Nutzen von einer Langzeitbehandlung zu erwarten ist. Dabei zeigt sich, dass die Medikamente die Kognition teilweise verbessern können und ein Fortschreiten der Symptome um Monate, eventuell sogar einige Jahre bremsen können. Welche Verbesserungen konkret erreichbar sind, ist abhängig vom Krankheitsstadium, dem Alter und bereits vorliegenden weiteren Erkrankungen.

MIT EXTRAWIRKUNG: Für Galantamin gibt es darüber hinaus auch Hinweise, dass sich andere Demenzsymptome wie Verhaltensauffälligkeiten verbessern oder sogar vermieden werden können. Galantamin weist neben der Hemmung der Acetylcholinesterase einen weiteren Wirkmechanismus auf: Es erhöht die Empfindlichkeit der Rezeptoren für Acetylcholin. Eine erhöhte Empfindlichkeit bedeutet, dass die Rezeptoren effektiver auf das verfügbare Acetylcholin reagieren, was die Signalübertragung weiter verbessert.

Insgesamt ist die Wirksamkeit aller drei Acetylcholinesterase-Hemmern etwa gleich gut. Einige Patienten erleben nach dem Einsatz solcher Medikamente eine deutliche Verbesserung ihrer kognitiven Fähigkeiten und Alltagsfunktionen. Zur Wahrheit gehört aber auch, dass andere Patienten möglicherweise nur eine geringfügige Verbesserung oder keine Verbesserung erfahren. Die Wirksamkeit ist dabei auch davon abhängig, welches Symptombild vorliegt beziehungsweise wie weit die Demenz fortgeschritten ist.

Wie schnell wirken Antidementiva?

Wirklich sichere Aussagen über den Zeitpunkt, zu dem die Wirkung der Antidementiva einsetzt, lassen sich leider nicht treffen. In einigen Fällen verbessern sich bereits kurz nach Beginn der Behandlung die kognitiven Funktionen und Alltagsfähigkeiten er Betroffenen. Dies zeigt sich etwa an einem verbesserten Gedächtnis, besserer Orientierung und Aufmerksamkeit. Bei anderen Patienten kann es jedoch länger dauern, bis sich eine Wirkung einstellt, auch mehrere Monate sind hier möglich. Viele Betroffene bemerken keine eindeutige Verbesserung. Das heißt nicht, dass die Medikamente nicht wirken, denn auch eine Stabilisierung des Zustands ist schon ein großer Erfolg, da sich in der Regel die Kognition bei einer Demenz stetig verschlechtert.

Gesichert ist vor allem, dass mit der Behandlung so schnell wie möglich begonnen werden sollte. Studien haben gezeigt, dass die Betroffenen, die direkt nach der Diagnose einer Demenz Antidementiva einnahmen, bessere Verläufe hatten als diejenigen, die erst nach mehreren Monaten Acetylcholinesterase-Hemmer bekamen.

Niemand nimmt gerne Medikamente ein und viele Menschen haben Angst vor den Nebenwirkungen. Das gilt ganz besonders für Medikamente, die im Gehirn wirken. Welche Nebenwirkungen sind bei Acetylcholinesterase-Hemmern möglich?

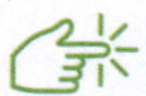

GUTE ERFAHRUNGEN: Die Acetylcholinesterase-Hemmer sind bereits seit über 20 Jahren auf dem Markt, sodass die Erfahrungen damit groß sind. Viele Millionen Menschen haben sie bereits eingenommen und die meisten haben sie gut vertragen. Sicher ist aber: Jedes Medikament kann unerwünschte Wirkungen auslösen, dieses Risiko lässt sich nie ganz ausschließen. Im Beipackzettel müssen alle Nebenwirkungen stehen, die auftreten können.

Die häufigsten Nebenwirkungen bei Acetylcholinesterase-Hemmer sind Übelkeit bis hin zu Erbrechen und manchmal Appetitlosigkeit. Sie sind in der Regel abhängig von der Dosis und treten nicht selten nur zu Anfang einer Behandlung auf, um dann zu verschwinden. Daher kann es sinnvoll sein, einige Tage abzuwarten, wenn die

Beschwerden nicht allzu schlimm sind. Bleiben diese bestehen, sollte ein Arzt aufgesucht werden. Wenn Magenerkrankungen wie eine Ulkuskrankheit bekannt sind oder andere Medikamente eingenommen werden, die ebenfalls Magenprobleme auslösen können, wie nicht-steroidale Antirheumatika (NSARs), sollte der Arzt ebenso darüber Bescheid wissen und die Medikation prüfen. Er kann dann gemeinsam mit dem Patienten eine Lösung finden, damit keine Magenprobleme auftreten. Der Arzt sollte über Herzerkrankungen informiert sein, da die Acetylcholinesterase-Hemmer auch eine Verlangsamung der Herzfrequenz verursachen können. Dies wird vor der Therapie und danach regelmäßig durch ein Elektrokardiogramm (EKG) überprüft. Wenn eine Atemerkrankung wie Asthma oder chronisch-obstruktive Lungenerkrankung (COPD) vorliegt, können sich die Symptome verschlimmern. Der Arzt sollte über Lungenerkrankungen informiert sein, er wird dann gemeinsam mit dem Patienten entscheiden, ob diese Medikation infrage kommt oder auf welche Warnsignale geachtet werden soll.

Andere Symptome, die mehr als einen von 100 Patienten betreffen, sind Schlafstörungen, Albträume und erhöhte Reizbarkeit bis hin zu Halluzinationen. In seltenen Fällen können Krampfanfälle oder motorische Störungen wie Muskelzittern, Muskelsteifheit, Zittern, verlangsamte Bewegungen und unwillkürliche Muskelkontraktionen auftreten. Wichtig ist generell, dass der Arzt informiert wird, um plötzlich auftretende Nebenwirkungen abzuklären und die Acetylcholinesterase-Hemmer gegebenenfalls abzusetzen.

(!) **ACHTUNG BEI OPERATIONEN: Bei einer bevorstehenden Narkose können die Acetylcholinesterase-Hemmer die muskelentspannende Wirkung von Muskelrelaxantien verstärken, sodass eventuell eine Dosisanpassung des Narkosemittels notwendig ist. Informieren Sie daher Ihren Arzt frühzeitig über eine geplante Operation. Er wird dann mit Ihnen gemeinsam entscheiden, ob die Acetylcholinesterase-Hemmer für diese Zeit abgesetzt werden können oder wird mit dem betreuenden Anästhesisten absprechen, ob eine geringere Dosis des Narkosemittels möglich ist.**

SO KLAPPT ES MIT DEN MEDIKAMENTEN

Die Medikamenteneinnahme kann zu einer Herausforderung werden. Einige Tipps können helfen.

- Bei der Einnahme von Medikamenten ist grundsätzlich zu beachten: Befolgen Sie immer die Anweisungen Ihres Arztes zu Dosierung, Häufigkeit und Dauer der Einnahme des Medikaments. Ändern Sie niemals die Dosierung auf eigene Faust oder setzen Sie Medikamente nie in Eigenregie ab. Wenn bei Ihnen unerwünschte Nebenwirkungen auftreten sollten, besprechen Sie das mit Ihrem Arzt. Er wird Sie umfassend beraten und mit Ihnen über eine Anpassung der Medikation sprechen.

- Lagern Sie Ihre Medikamente an einem kühlen, trockenen Ort, der vor Sonneneinstrahlung und Feuchtigkeit geschützt ist. Überprüfen Sie das Verfallsdatum regelmäßig und entsorgen Sie abgelaufene Medikamente gemäß den örtlichen Vorschriften. Sind Sie unsicher, fragen Sie in Ihrer Apotheke nach.

- Nehmen Sie die Medikamente nach Packungsanweisung ein. In der Regel sollten Sie Medikamente mit ausreichend Flüssigkeit zu sich nehmen. Sie sollten sie am besten gerade sitzend einnehmen, so können Sie Tabletten besser schlucken.

- Feste Tageszeiten: Es kann bei Menschen mit Demenz sinnvoll sein, die Medikamente immer zu einer festen Tageszeit und unter den gleichen Bedingungen zu geben. So kann die Einnahme zu einem festen Ritual werden und leichter akzeptiert werden. Tablettenboxen mit Wochentagen und Tageszeiten können helfen. Es sollte dann jeweils nur der aktuelle Tag bereitgestellt werden.

- Nur keine Hektik: Auch wenn es nicht immer leicht ist, alles, was an einem Tag auf dem Plan steht, unter einen Hut zu bringen, ist die Medikamenteneinnahme eine Sache der Geduld. Je hektischer es dabei zu geht, umso mehr kann das überfordern und dazu führen, dass die Medikamenteneinnahme verweigert wird.

- Auch bei einer vehementen Weigerung gilt es: Bleiben Sie geduldig. Sie können und dürfen niemanden zwingen, Medikamente einzunehmen. Jeder muss die Tabletten selber und aus freien Stücken schlucken. Es kann helfen, es zu einem späteren Zeitpunkt, wenn sich die Situation wieder beruhigt hat, nochmals zu versuchen.

Memantin: Wenn die Demenz fortgeschritten ist

Ob eine weitere Behandlung mit Acetylcholinesterase-Hemmern bei einer schweren Demenz sinnvoll ist, hängt unter anderem davon ab, wie gut der Betroffene bisher darauf angesprochen hat. Eine mögliche Alternative ist eine Umstellung auf oder Ergänzung mit Memantin, das als bisher einziges Medikament für eine schwere Demenz zugelassen ist.

Memantin ist ein sogenannter Glutamat-Antagonist. Glutamat ist ein körpereigenes Eiweißmolekül, eine Aminosäure. Es ist ein wichtiger Botenstoff für Nervenzellen und wird für das Gedächtnis und andere kognitive Fähigkeiten benötigt. Allerdings ist ein zu hoher Glutamatspiegel im Gehirn für die Nervenzellen gefährlich. Sind wie bei einer Demenz die Nervenzellen bereits beeinträchtigt und kommt es zu Entzündungsreaktionen, wird Glutamat verstärkt freigesetzt. Das normalerweise vorliegende Gleichgewicht wird gestört. Durch das überschüssige Glutamat werden Nervenzellen überstimuliert und geschädigt, sodass sie absterben. Auch die Rezeptoren im Gehirn – Fachleute bezeichnen diese als N-Methyl-d-Aspartat-Rezeptoren oder kurz als NMDA-Rezeptoren – sind bei einer Demenz verändert und reagieren empfindlicher auf Glutamat.

Memantin drosselt die Überaktivität am Glutamat-Rezeptor und verbessert dadurch die Signalübertragung. Für die Betroffenen bedeutet das, dass Gedächtnis, Aufmerksamkeit und andere kognitiven Funktionen sowie der Antrieb unter einer Behandlung mit Memantin wieder etwas besser werden können. Die Wirksamkeit ist aber auch bei diesem Medikament bei jedem unterschiedlich und nicht jeder spricht auf die Behandlung an. Wie bei den bereits beschriebenen Antidementiva kann Memantin die Symptome nur vorübergehend verbessern. In Deutschland ist es zur Therapie der mittelschweren bis schweren Alzheimer-Demenz zugelassen, aber nicht zur Behandlung einer Demenz im leichten Stadium.

Das Institut für Qualität und Wirtschaftlichkeit im Gesundheitswesen (IQWiG) hat auch Memantin darauf geprüft, was bei einer Langzeitbehandlung zu erwarten ist. Die Studienlage bei leichter Demenz ist nicht eindeutig, daher empfehlen weder das IQWIG noch die Deutschen Fachgesellschaften für Neurologie und Psychiatrie in diesen Fällen den Einsatz von Memantin. Anders sieht es im mittleren und schweren Stadium aus. In einer Analyse von mehreren

Studien mit insgesamt mehreren Tausend Menschen mit moderater bis schwerer Alzheimer-Demenz verbesserten sich Kognition und Alltagsfähigkeiten deutlich im Vergleich zu einer Placebobehandlung. Das Denken, die Fähigkeit, normale tägliche Aktivitäten auszuüben sowie die Schwere der Verhaltens- und Stimmungsprobleme verbesserten sich, eine Verschlechterung wurde zumindest deutlich verzögert. Memantin kann wie die Acetylcholinesterase-Hemmer eine Demenz nicht heilen oder auf Dauer aufhalten. Es kann aber für einige Monate oder sogar Jahre dabei helfen, weiterhin daheim leben zu können. Das hängt davon ab, ob und wie gut auf die Behandlung angesprochen wird. Genaue Vorhersagen sind leider nicht möglich. Aber bereits eine Stabilisierung des Zustands, und sei es auch nur für einige Wochen oder Monate, ist ein großer Erfolg.

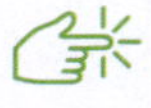

ERLEICHTERUNG AUF ZEIT: Die Unterstützung für Betroffene durch Pflegekräfte, Angehörige und gegebenenfalls professionelle Betreuungseinrichtungen kann Memantin nur in Ausnahmefällen rückgängig machen. Allerdings kann sich der Betreuungsaufwand in den ersten Monaten nach Beginn der Behandlung für alle verringern.

Welche Neben- und Wechselwirkungen können auftreten? Memantin wird in der Regel gut vertragen. Die Häufigkeit unerwünschter Nebenwirkungen war vergleichbar mit Patienten, die in den Studien nur ein Placebo bekamen. Am häufigsten waren Schwindel, Kopfschmerzen, Verstopfung, Schläfrigkeit und erhöhter Blutdruck, die bei drei bis fünf Prozent der Behandelten vorübergehend auftraten. Medikamente, die den gleichen Wirkmechanismus wie Memantin haben, sollten nicht gleichzeitig eingenommen werden. So wirken beispielsweise das in der Parkinson-Behandlung angewendete Amantadin oder das Narkosemittel Ketamin ebenfalls am Glutamatsystem. Nebenwirkungen wie Schwindel, Halluzinationen oder Schläfrigkeit können sich dann gegenseitig verstärken oder häufiger werden. Vorsicht ist auch angesagt bei Medikamenten, die an anderen Rezeptoren im Gehirn wirken, wie Parkinson-Medikamenten, Schlafmitteln, Antipsychotika, oder krampflösenden Mitteln wie Dantrolen oder Baclofen. Je nach Mechanismus kann sich die Wirkung verstärken, aber auch abschwächen. Der Arzt sollte entscheiden, ob die einzelnen Dosierungen vielleicht verändert werden müssen und welche Mittel nicht miteinander kombiniert werden sollten.

Hilfe aus der Natur? Ginkgo biloba

Viele Menschen hoffen auf die Wirkung von Heilpflanzen, um eine Besserung zu erreichen. Ein Beispiel bei Demenz ist Ginkgo biloba.

Der Ginkgobaum, seine Blätter, Wurzeln und Früchte werden bereits seit über 2000 Jahren in der traditionellen chinesischen Medizin (TCM) verwendet, um eine Steigerung bei Leistungsfähigkeit, Durchblutung, Gedächtnis und Konzentration zu erreichen. Auch bei Atemwegserkrankungen, Blasen- und Nierenerkrankungen setzen die Chinesen auf Ginkgo. Bei uns wird meist ein hoch dosierter Extrakt aus den Blättern verwendet (Ginkgo biloba EGb 761), sodass die Inhaltsstoffe in konzentrierter Form vorliegen. Dieser darf nur in Arzneimitteln verwendet werden.

(!) NICHT ALS NAHRUNGSERGÄNZUNG: Die folgenden Informationen gelten ausdrücklich nicht für Nahrungsergänzungsmittel, die ginkgohaltig sind. Nahrungsergänzungsmittel sind Lebensmittel und werden nicht geprüft. Hier kommen unterschiedliche, nicht standardisierte Extrakte zum Einsatz. Zudem gibt hier keine Belege dafür, dass sie die Konzentration und Gedächtnisleistung positiv beeinflussen.

Ginkgo enthält eine Vielzahl von Inhaltsstoffen, darunter sogenannte Flavonoide, wie Quercetin und Kaempferol, die gegen oxidativen Stress wirken sollen. Sie deaktivieren Radikale, das heißt, aggressiv wirkende Verbindungen, die zum Beispiel bei Entzündungsreaktionen entstehen und andere Zellen schädigen. Die antioxidativen Eigenschaften der Flavonoide sind durch In-vitro- und Tierstudien dokumentiert. Klinische Studien mit Menschen unterstützen teilweise die positiven Effekte auf die kognitive Funktion und die Reduktion von oxidativem Stress, aber die Ergebnisse sind nicht einheitlich. Insgesamt gibt es Hinweise auf potenzielle Vorteile, aber weitere qualitativ hochwertige Studien sind notwendig, um die Wirksamkeit und die genauen Mechanismen besser zu verstehen.

Ginkgo enthält zudem sogenannte Terpenoide wie Ginkgolid A, B und C sowie das Bilobalid, die durchblutungsfördernd wirken. Auch bei Demenzerkrankungen soll dieser Effekt für eine verbesserte Durchblutung sorgen. In Studien gab es Hinweise, dass bei Patienten mit leichter bis moderater Demenz nach der Einnahme eines hoch konzentrierten Extrakts aus den Blättern über fünf bis sechs Monate die kognitive Leistungsfähigkeit gesteigert werden konnte. Auch die Alltagsfunktionen zeigten sich verbessert. Eine andere Langzeitstudie deutete an, dass die kognitive Leistungsfähigkeit im Vergleich zu unbehandelten Erkrankten signifikant weniger abnahm.

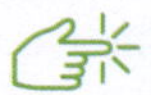

WANN DIE KASSE ZAHLT: Die Kosten für Ginkgo-Präparate werden nicht regelhaft von den Krankenkassen erstattet und müssen meistens von den Betroffenen selbst übernommen werden. Eine Kostenübernahme kann aber in begründeten Einzelfällen mit einem Attest von Ihrem Arzt beantragt werden, weil Ginkgo auf der sogenannten OTC-Ausnahmeliste steht, auf der nicht verschreibungspflichtige Wirkstoffe stehen, die bei schweren Krankheiten als Therapiestandard gelten.

Die Wirkung von Ginkgo ist individuell sehr unterschiedlich, darüber hinaus sind die Präparate in einer Vielzahl von Dosierungen erhältlich. Die Fachgesellschaften für Neurologie und Psychiatrie empfehlen, Ginkgo biloba EGb 761 in einer Dosis von 240 Milligramm täglich zur Behandlung der Kognition und Alltagsfunktionen bei leichter bis mittelgradiger Alzheimer-Demenz oder vaskulärer Demenz mit nicht psychotischen Verhaltenssymptomen einzusetzen. Auch das IQWiG kommt zu dem Schluss, dass Menschen mit Demenz von ginkgohaltigen Präparaten profitieren können, sofern sie diese in hoher Dosierung einnehmen. Für das Therapieziel „Aktivitäten des täglichen Lebens“ (siehe Seite 70) sei dies durch Studien belegt. Was kognitive Fähigkeiten, allgemeine psychopathologische Begleitsymptome sowie die Lebensqualität der betreuenden Angehörigen betrifft, gebe es zumindest Hinweise auf einen Nutzen.

Worüber man sich immer im Klaren sein sollte: Genau wie die anderen erwähnten Mittel kann Ginkgo eine Demenz nicht heilen, aber unter Umständen die Symptome abmildern. Wenn Acetylcholinesterase-Hemmer nicht wirken oder nicht vertragen werden, kann ein hoch dosiertes Ginkgopräparat einen Versuch wert sein.

Welche Nebenwirkungen gibt es bei Ginkgo? Hinweise auf eine Häufung bestimmter Nebenwirkungen gibt es bisher nicht, nur einzelne Berichte über Übelkeit, Verdauungsbeschwerden, Kopfschmerzen, Schwindel und Herzrasen. Mindestens zwei Wochen vor einer Operation sollte Ginkgo abgesetzt werden, da die Gefahr von übermäßigen Blutungen besteht. Möglicherweise kann Ginkgo zudem die Wirkung von gerinnungshemmenden Medikamenten (wie Marcumar), Acetylsalicylsäure (ASS) und nicht-steroidalen Antirheumatika (NSAR) beeinträchtigen. Zudem gibt es Hinweise, dass Ginkgo die Wirksamkeit von Antiepileptika und Antidepressiva, die sich auf den Serotoninspiegel auswirken, verringert.

Die Auswirkungen der Demenz in Schach halten

Gegen die beeinträchtige Stimmungslage, Schlafstörungen und verändertes Verhalten, die eine Demenz oft begleiten, gibt es Mittel, die helfen können.

Viele Menschen stehen sogenannten Psychopharmaka sehr skeptisch gegenüber, da diese in den Hirnstoffwechsel eingreifen. Doch auch, wenn gegen Psychopharmaka eine Menge Vorurteile bestehen – Antidepressiva und Antipsychotika machen weder abhängig, noch verändern sie die Persönlichkeit. Sie können aber sehr wohl helfen, die mit einer Demenz verbundenen Begleitsymptome zu verbessern, und sind daher ein wichtiger Baustein der Therapie.

Welchen Vorteil haben Antidepressiva bei einer Demenz? Eine der häufigsten Begleitsymptome bei Demenz sind Depressionen.

Eine Depression ist eine ernst zu nehmende Erkrankung, die frühzeitig behandelt werden sollte (siehe Seite 29). Dass durch den Abbau von Nervenzellen bestimmte Botenstoffe vermindert produziert werden, wurde bereits im Zusammenhang mit Acetylcholin erläutert (siehe Seite 39). Aber auch der Stoffwechsel anderer Botenstoffe, wie der von Serotonin und Noradrenalin, verändert sich. Außerdem können Depressionen eine „natürliche" Reaktion auf die zunehmenden und belastenden Einschränkungen der Kognition darstellen.

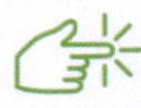

DEPRESSION UND BOTENSTOFFE: Serotonin und Noradrenalin sind wichtige Botenstoffe im Gehirn für die Kommunikation zwischen den Nervenzellen. Serotonin wird manchmal auch als Glückshormon bezeichnet, auch wenn es kein Hormon im eigentlichen Sinn ist, sondern ein Botenstoff. Beide Stoffe beeinflussen die Stimmung, den Antrieb, die kognitive Leistungsfähigkeit und den Schlaf. Ein Mangel dieser Botenstoffe, wie er durch den Untergang der Nervenzellen entsteht, kann daher zu Niedergeschlagenheit, Angst, Antriebslosigkeit und Schlafstörungen führen.

Antidepressiva sind eine Möglichkeit, den Mangel an Serotonin und Noradrenalin auszugleichen. Sie führen dazu, dass die Botenstoffe länger an den Synapsen verbleiben, weil ihr Rücktransport in die ausschüttende Nervenzelle gehemmt wird. Nach neuen Erkenntnissen fördern sie möglicherweise auch die Neubildung von Nervenzellen und deren Verknüpfungen, also die Fähigkeit des Gehirns, sich anzupassen und neue Verbindungen zu bilden, die sogenannte Neuroplastizität.

Mittlerweile gibt es eine Vielzahl verschiedener Antidepressiva. So unterscheidet man die Trizyklischen Antidepressiva, die bereits seit langem auf dem Markt sind, modernere Selektive Serotonin-Wiederaufnahmehemmer (SSRI) und selektive Serotonin-Noradrenalin-Wiederaufnahmehemmer (SSNRI). Daneben gibt es einige Antidepressiva, die an mehreren Rezeptoren gleichzeitig angreifen und darüber zum Beispiel auch beruhigende und schlaffördernde Wirkung haben (Mirtazapin, Opipramol).

Vorsicht sollte der Arzt bei älteren Präparaten walten lassen. Die älteren trizyklischen Antidepressiva wie Amitriptylin, Clomipramin und Trimipramin sollten bei einer Demenz nicht eingesetzt werden, da sie die Wirkung von Acetylcholin abschwächen. Dieser Botenstoff wird für das Gedächtnis und andere kognitive Fähigkeiten benötigt (siehe Seite 39). Sie würden daher die im demenzkranken Gehirn bereits bestehende Mangelsituation noch weiter verschlechtern. Die neueren Medikamente schwächen die Wirkung von Acetylcholin nicht ab. Bei Demenzerkrankungen werden vor allem die Selektiven Serotonin-Wiederaufnahme-Hemmer (SSRI) empfohlen, weil sie nicht müde machen. Eine Alternative, falls zudem Schlafstörungen vorliegen, ist Mirtazapin (siehe Seite 53).

Eine Verbesserung der Stimmungslage

Die Selektiven Serotonin-Wiederaufnahme-Hemmer (SSRI) wirken nur auf Serotonin und nicht auf andere Botenstoffe, daher werden sie als selektiv bezeichnet. Seit Kurzem wird auch diskutiert, dass SSRI die Neuroplastizität des Gehirns verbessern, also sogar selbst antidementiv wirken könnten. Bei Demenzerkrankungen werden am häufigsten die Wirkstoffe Citalopram, Escitalopram und Sertralin eingesetzt. Die Wirkung von SSRI setzt nicht sofort ein. Nach Beginn der Behandlung sollte eine antidepressive Wirkung nicht vor Ablauf von mindestens zwei bis drei Wochen erwartet werden. Geduld ist daher wichtig. Die Nervenzellen müssen sich erst auf die neue Situation einstellen.

Darüber hinaus gilt auch für Antidepressiva: Nicht jeder spricht gleich gut darauf an. Etwa sieben von zehn Betroffenen berichten jedoch über relevante Verbesserungen. So verbessert sich die Stimmung und depressive Gefühle klingen ab, das allgemeine Befinden verbessert sich. Auch Angststörungen, unter denen viele Menschen mit Demenz leiden, werden gelindert. Da SSRIs auch die Neuroplastizität des Gehirns verbessern, schwächen sie möglicherweise auch die Demenzsymptome ab. In einer Studie mit Menschen, die SSRI vor dem Eintreten einer Demenz einnahmen, konnte sogar die Entstehung dieser Demenz im Vergleich zu anderen Personen, die keine SSRI bekamen, um einige Jahre verzögert werden. Hier sind aber noch weitere und längerfristige Studien erforderlich, um dies sicher sagen zu können.

Wie lange SSRI eingenommen werden, sollte mit dem Arzt besprochen werden. In manchen Fällen können SSRI etwa sechs

Monate, nachdem die depressiven Beschwerden abgeklungen sind, wieder abgesetzt werden. Sind in der Vergangenheit schon mehrere depressive Episoden aufgetreten, wird eine deutlich längere Einnahmezeit empfohlen, um einen weiteren Rückfall zu vermeiden. Manchmal ist auch eine dauerhafte Einnahme sinnvoll, wenn sie keine Nebenwirkungen verursachen und einen eindeutig positiven Effekt auf das Befinden hatten.

Natürlich können auch SSRI Nebenwirkungen haben. Am häufigsten sind Übelkeit, Durchfall und Erbrechen. Aber auch Schlafstörungen, Kopfschmerzen, vermehrtes Schwitzen und Störungen der Sexualfunktionen (wie verspäteter Samenerguss oder Libidostörungen) sowie Gewichtsveränderungen (Zu- oder Abnahme) können auftreten. In einigen Fällen können Krampfanfälle auftreten. Gab es bereits in der Vergangenheit epileptische Anfälle, ist daher Vorsicht geboten. Auch eine Veränderung der Herzfrequenz wurde sowohl unter Citalopram als auch unter Escitalopram beobachtet. Im Elektrokardiogramm (EKG) konnte bei einigen Patienten eine Verlängerung der QT-Zeit gesehen werden.

HERZARBEIT: Die QT-Zeit ist ein bestimmter Abschnitt auf dem EKG, der die Rückbildung der elektrischen Aktivität anzeigt, die den Herzschlag auslöst. Ein EKG zeichnet die elektrische Aktivität des Herzens auf. Die normale QT-Zeit beträgt bei Männern bis zu 450 ms und bei Frauen bis 460 ms (Millisekunden). Ist die QT-Zeit verlängert (über 500 ms), kann es zu (teilweise gefährlichen) Herzrhythmusstörungen kommen.

Sind bereits Herzerkrankungen bekannt, ist daher eine regelmäßige Kontrolle des EKGs sinnvoll. Bei Menschen, die SSRI einnehmen, kann es außerdem zu Ruhelosigkeit insbesondere in den ersten Behandlungswochen kommen. Im Allgemeinen werden die SSRI aber gut vertragen. Sie machen nicht müde und sie erhöhen auch nicht das Risiko von Stürzen. SSRI sollten in der Regel nicht mit Medikamenten kombiniert werden, die auch den Serotonin-Spiegel beeinflussen. Dazu gehören unter anderem Triptane (Migränemittel), Tryptophan (ein Nahrungsergänzungsmittel) und sogenannte unselektive MAO-Hemmer, die als Antidepressiva eingesetzt werden. Eine Kombination mit sogenannten selektiven MAO-B-Hemmern, die oft in der Parkinson-Behandlung eingesetzt werden (zum Beispiel Selegelin, Rasagilin) ist in der Regel unproblematisch.

Für eine aktivierende Wirkung

Selektive Serotonin-Noradrenalin-Wiederaufnahmehemmer (SSNRI) wie Duloxetin und Venlafaxin haben sich bei Depressionen ebenfalls bewährt. Wenn neben der antidepressiven Wirkung eine gewisse Antriebssteigerung erwünscht ist, können diese Medikamente eine Alternative sein, da der Botenstoff Noradrenalin stärker als Serotonin auf den Antrieb wirkt.

Bei beiden SSNRIs kann es wie bei den SSRIs einige Wochen dauern, bis sich die volle Wirkung entfaltet. Nebenwirkungen, vor allem zu Behandlungsbeginn, sind Unruhe, Schwindel, Appetitlosigkeit und Kopfschmerzen, außerdem treten Übelkeit, Kopfschmerzen und Schlafstörungen auf. Die Wechselwirkungen mit anderen Medikamenten sind ähnlich wie bei den SSRIs. Falls hingegen eine sedierende, schlafanstoßende Wirkung gewünscht ist, ist der Wirkstoff Mirtazapin oft das Mittel der Wahl.

Wenn Beruhigung und Schlaf das Ziel sind

Bei Schlafstörungen sollten immer erst nicht-medikamentöse Ansätze in Betracht gezogen werden. Manchmal hilft schon eine bessere Schlafhygiene: Feste Bett- und Aufstehzeiten, eine angenehme Schlafumgebung, abgedunkelte Vorhänge und eine angenehme Raumtemperatur können hier unterstützen. Schwere Mahlzeiten, Alkohol und Koffein vor dem Schlafengehen sollten vermieden werden. Sind die Schlafstörungen nachhaltig – man spricht von einer Dauer ab vier bis sechs Wochen –, kann der Hausarzt in einem ersten Schritt beraten.

Wenn es um eine medikamentöse Behandlung von Schlafstörungen geht, kann Mirtazapin in Betracht gezogen werden. Mirtazapin zählt zu den älteren Antidepressiva und hat eine Reihe von Eigenschaften, die es auch für Demenzpatienten zu einer sinnvollen Alternative zu SSRI macht. Da ist zum einen sein besonderer Wirkmechanismus. Es blockiert gleich mehrere Rezeptoren im zentralen Nervensystem, sodass Serotonin und Noradrenalin in höheren Konzentrationen zur Verfügung stehen. Zusätzlich hemmt Mirtazapin die sogenannten Histamin-Rezeptoren, ist also ein Antihistaminikum,

MEDIKAMENTE, DIE PROBLEME MACHEN KÖNNEN

Eine Vielzahl von Medikamenten ist bei älteren Menschen generell, aber insbesondere bei Patienten mit kognitiven Störungen oder Demenz problematisch. Die folgende Liste erhebt keinen Anspruch auf Vollständigkeit, eine vollständige Liste findet sich unter www.priscus2–0.de. Wir führen hier die Medikamente auf, die uns in der klinischen Praxis häufig begegnen. Wenn Sie oder Ihr Angehöriger diese Medikamente einnehmen, heißt es auch keinesfalls, dass Sie sie nicht weiter einnehmen dürfen oder sollen. Es lohnt sich aber, den Hausarzt oder Ihren Nervenarzt darauf aufmerksam zu machen, sodass dieser entscheiden kann, ob die Einnahme wirklich erforderlich ist oder ob es vielleicht unproblematischere Alternativen gibt.

MEDIKAMENTE MIT ANTICHOLINERGER WIRKUNG

Wirken sich negativ auf die Kognition aus, begünstigen Verwirrtheitszustände

- Nicht-blasenselektive Spasmolytika (Medikamente zur Entspannung der Harnblase, z. B. Solifenacin)
- Trizyklische Antidepressiva (z. B. Amitriptylin, Trimipramin, Chloripramin)
- Bestimmte Antiepileptika (z. B. Carbamazepin)
- Bestimmte Antipsychotika (z. B. Olanzapin, Clozapin)

ZENTRALNERVÖS DÄMPFENDE MEDIKAMENTE

Wirken sich negativ auf die Kognition aus, begünstigen Verwirrtheitszustände, machen gangunsicher

- Benzodiazepine (z. B. Diazepam, Lorazepam, Bromazepam)
- Opiate (Schmerzmittel)

CORTICOSTEROIDE („CORTISONE“)

Begünstigen Verwirrtheitszustände, können psychotische Symptome auslösen

---

ORALE GERINNUNGSHEMMER

Erhöhen das Blutungsrisiko bei Stürzen

- zum Beispiel Marcumar, Apixaban, Edoxaban, Rivaroxaban

was eine beruhigende Wirkung hat und bei Schlafstörungen eingesetzt werden kann. Über die Blockade der Histamin-Rezeptoren hilft es auch gegen Erbrechen und Übelkeit. Es wirkt nicht anticholinerg und hat in therapeutischen Dosen nahezu keinen Einfluss auf das kardiovaskuläre System. Gleichzeitig steigert es den Appetit. Für Menschen mit Demenz, die häufig eher untergewichtig sind, ist das von Vorteil. Mirtazapin wird in der Regel gut vertragen. Etwa fünf Prozent der Menschen in den Studien berichten allerdings über Schläfrigkeit, Müdigkeit und Gewichtszunahme. Auch Mundtrockenheit, Sehstörungen, Schwindel und Kopfschmerzen treten bisweilen auf. Auch bei Mirtazapin sind Wechselwirkungen zu beachten. Es kann die sedierenden Eigenschaften von Benzodiazepinen, Antipsychotika und Opioiden verstärken, und auch Alkohol wirkt in Kombination mit Mirtazapin stärker. Da Mirtazapin über die Leber verstoffwechselt wird, sollte mit dem Arzt besprochen werden, ob andere eingenommene Medikamente über die Leber abgebaut werden, da die Medikamentendosen eventuell angepasst werden müssen.

Noch mehr Hilfe aus der Natur?

Johanniskraut ist ein pflanzliches Mittel, das in einer Dosierung von 900 Milligramm bei leichten Depressionen wirksam sein kann. Es ist frei verkäuflich in Drogeriemärkten, höhere Dosierungen sind indes rezeptpflichtig. Rezeptpflichtiges Johanniskraut zeigt eine Wirksamkeit bei leichten bis mittelschweren Depressionen. Wie die synthetischen Antidepressiva hemmt es die Wiederaufnahme von Neurotransmittern wie Serotonin und Noradrenalin im Gehirn. Johanniskraut ist in der Regel gut verträglich und eignet sich auch gut für ältere Patienten. Es macht die Haut aber empfindlicher gegenüber Sonnenlicht, sodass ein zu langer Aufenthalt in der Sonne vermieden werden sollte. Auch bei Johanniskraut kann es zu Wechselwirkungen mit anderen Medikamenten kommen. Das gilt übrigens auch für alle anderen pflanzlichen Arzneimitteln, die stets Neben- und Wechselwirkungen verursachen. Nur weil diese aus „der Natur" kommen, sind sie nicht frei davon. Dessen muss man sich bewusst sein. Wird Johanniskraut ohne Rezept eingenommen, sollte der Arzt unbedingt davon informiert werden. Ist nach vier bis sechs Wochen noch keine Besserung eingetreten, sollte eine andere Behandlung in Erwägung gezogen werden.

ABER NICHT IN KOMBINATION: Auch Kombinationen mit Baldrian oder Baldrian und Johanniskraut sind frei verkäuflich. Hier fehlen aber Studien, um eine Empfehlung aussprechen zu können. Reine johanniskrauthaltige Präparate sind nach der Studienlage vorzuziehen.

Baldrian wird meist als Tee genommen, es gibt ihn auch in Tablettenform oder Flüssigextrakt in zahlreichen Dosierungen. Als Tee werden zwei bis drei Gramm Baldrianwurzel bis zu dreimal pro Tag empfohlen. Der genaue Wirkmechanismus ist nicht klar, da Baldrian eine Mischung verschiedener Inhaltsstoffe enthält. Für die Behandlung von Schlafproblemen kommen nur Baldrianwurzel-Trockenextrakte in ausreichend hoher Dosierung (zwischen 300 und 600 Milligramm) infrage. Für die Wirksamkeit sprechen wissenschaftliche Studien. Abschließend belegt ist dies aber nicht, weitere Untersuchungen sind notwendig, daher sind die Mittel nur für eingeschränkt geeignet. Auch für Kräutertees oder Tabletten mit Baldrian, Hopfen, Melisse oder Lavendel ist die therapeutische Wirksamkeit nicht ausreichend durch Studien belegt.

Lavendelöl soll beruhigend und schlaffördernd wirken. Es enthält ätherische Öle, vor allem Linalool und Linalylacetat, die für diese Wirkung verantwortlich sein sollen. Es ist in Tablettenform, als Badezusatz oder in Kapseln erhältlich. Lavendelöl gibt es auch als Roller zum Aufbringen auf die Haut. In Studien war Lavendelöl im Vergleich zu einem Scheinmedikament etwas wirksamer bei Unruhezuständen, aber es gibt auch eine Studie, die keinen Effekt zeigte. Bei Schlafstörungen gibt es ebenfalls widersprüchliche Ergebnisse. Lavendelöl ist gut verträglich, kann aber Magenbeschwerden, Übelkeit, Mundtrockenheit und Müdigkeit oder bei direktem Hautkontakt Hautreizungen auslösen. Insgesamt ist die therapeutische Wirksamkeit für Lavendelöl zum Einnehmen aber nicht ausreichend belegt.

Hopfen wirkt ähnlich wie das Schlafhormon Melatonin, ein natürliches Hormon, das den Schlaf-Wach-Rhythmus reguliert. Er wird in Tablettenform, Kapseln und Tropfen angeboten. Dieser Pflanzenextrakt wird in der Regel gut vertragen, aber auch hier können Magen-Darm-Probleme auftreten. Gut untersucht ist eine Kombination mit Baldrian, die ebenfalls als Tabletten oder Lösung erhältlich ist. Auch hier gilt jedoch, dass die therapeutische Wirksamkeit nicht ausreichend belegt ist.

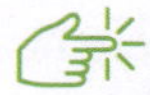

IMMER IN RÜCKSPRACHE MIT DEM ARZT: Belastbare Studien zur Wirksamkeit pflanzlicher Mittel gibt es nicht. Wenn Sie es dennoch probieren möchten, sprechen Sie die Behandlung mit pflanzlichen Mitteln mit Ihrem Arzt ab, damit er informiert ist. Er kann abschätzen, ob mögliche Wechselwirkungen mit Ihren anderen Medikamenten auftreten können.

Melatonin ist ein Hormon, das vom Körper selbst aus Tryptophan und aus Serotonin gebildet wird. Es steuert den Tag-Nacht-Rhythmus und wird vor allem nachts freigesetzt. Es ist in Tablettenform oder auch als Spray verfügbar. Es gibt auch ein verschreibungspflichtiges Schlafmittel mit Melatonin. Es gibt Hinweise, dass melatoninhaltige Mittel nur in geringem Maß wirken und die Einschlafzeit lediglich um etwa 10 bis 20 Minuten verkürzen. Nicht untersucht ist, wie sich eine längere Einnahme auswirkt. Melatonin wird gut vertragen, berichtet wird bisweilen von Stimmungsschwankungen mit erhöhter Reizbarkeit, darüber hinaus von Kopfschmerzen, morgendlicher Müdigkeit oder Hitzewallungen und Nachtschweiß. Da Melatonin über die Leber abgebaut wird, kann es zudem Wechselwirkungen mit anderen Arzneimitteln verursachen, die ebenfalls über die Leber abgebaut werden. Melatonin sollte nicht zusammen mit Alkohol eingenommen werden, da dieser zwar müde macht, aber den Schlaf-Wach-Rhythmus stört. Beruhigungsmittel wie Benzodiazepine oder die Schlafmittel Zolpidem und Zopiclon (die sogenannten Z-Substanzen) sind für eine Kombination kontraindiziert, da Melatonin deren sedierende Eigenschaften verstärken kann.

Z-Substanzen und Benzodiazepine

Zolpidem und Zopiclon werden auch als Z-Substanzen bezeichnet, weil die Wirkstoffnamen mit Z anfangen. Sie sind verschreibungspflichtige Schlafmittel, die bei Schlafstörungen, wenn überhaupt nichts anderes mehr hilft und nur für wenige Wochen eingesetzt werden sollen, da sie abhängig machen können. Neben ihrer schlaffördernden Wirkung wirken sie in geringerem Maße auch angstlösend, krampflösend und muskelentspannend. Sie wirken dabei ähnlich wie die Benzodiazepine. Im Gehirn verstärken sie die von

Gamma-Aminobuttersäure (GABA) vermittelte Übertragung. Welche Nebenwirkungen können auftreten? Am Tag nach der Einnahme kann man sich noch eine Zeit lang benommen und schwindelig fühlen. Daher darf man kein Fahrzeug lenken, keine Maschinen bedienen und keine Arbeiten ohne sicheren Halt verrichten. Einige Patienten berichten auch über Halluzinationen, Depressionen, Albträume, Gedächtnislücken, Gleichgültigkeit und Antriebslosigkeit. Außerdem erhöhen diese Substanzen das Risiko für Stürze, können psychiatrische Reaktionen hervorrufen und die Kognition weiter verschlechtern. Sie sollten bei Demenzpatienten daher nur mit Bedacht eingesetzt werden, wenn die Schlafstörungen im Vordergrund stehen.

Diese Substanzen sollten nicht zusammen mit Alkohol oder anderen Arzneimitteln eingenommen werden, die das zentrale Nervensystem dämpfen, da sich sonst ihre dämpfende Wirkung gegenseitig verstärken kann. Das gilt auch für die Nebenwirkungen. Nach einer längeren Einnahmezeit sollten die Z-Substanzen nicht schnell abgesetzt werden, da sonst Krampfanfälle auftreten können. Ihre Dosierung sollte daher in der Zusammenarbeit mit dem Arzt langsam reduziert werden. Als Schlafmittel werden auch oft Benzodiazepine eingesetzt. Ihre Wirkweise und ihre Nebenwirkungen sind sehr ähnlich denen der Z-Substanzen. Sie sind verschreibungspflichtig und wirken neben der schlafanstoßenden Wirkung angstlösend, krampflösend und muskelentspannend.

Auf Grund des Abhängigkeitspotenzials sollten sie nur wenige Wochen eingesetzt werden. Benzodiazepine eignen sich somit nicht für eine Dauermedikation. Die meisten Benzodiazepine haben eine sehr lange Wirkdauer über mehrere Tage und sollten bei älteren Menschen möglichst nicht angewendet werden, da sie die Sturzgefahr erhöhen. Ausnahmen sind die kurz wirksamen (und daher oft als Schlafmittel eingesetzten) Benzodiazepine wie Oxazepam.

Daridorexant

Daridorexant fördert das Ein- und Durchschlafen. Es hemmt die Funktion der Orexine, körpereigener Eiweißverbindungen, die eine Rolle im Essverhalten und im Schlaf-Wach-Rhythmus spielen. Daridorexant ist relativ gut verträglich und macht den bisherigen Daten zufolge nicht abhängig. Am häufigsten berichten die Patienten Müdigkeit, Schläfrigkeit, Kopfschmerzen und Schwindel. Aber auch verlängerte Reaktionszeit, verschwommenes Sehen oder Doppeltsehen sowie verminderte Aufmerksamkeit am Tag nach der Einnahme können auftreten. Daher darf nach der Einnahme kein Fahrzeug geführt oder mit gefährlichen Werkzeugen hantiert werden. Bei Alkohol kann es zu einer Verstärkung der Wirksamkeit kommen. Aufgrund des Wirkmechanismus kann es auch gut mit anderen Arzneimitteln kombiniert werden. Da es über die Leber angebaut wird, sind aber gegebenenfalls Dosisanpassungen bei anderen Medikamenten, die eingenommen und die ebenfalls über die Leber abgebaut werden, notwendig.

Bei Unruhe und Angstzuständen

Es gibt eine Vielzahl an Möglichkeiten, diesen Begleiterscheinungen zu begegnen. Was letztlich hilft, ist aber immer individuell.

Manchmal sind Medikamente nicht zu vermeiden, doch lohnt es sich bei manchen Begleiterscheinungen, Alternativen in Betracht zu ziehen. Bei chemisch hergestellten Wirkstoffen können wir auf eine gute Datenlage zurückgreifen. Die Fachgesellschaften empfehlen zwar eher SSRIs, doch wirken diese im Gegensatz zu Pregabalin, Opipramol und Benzodiazepinen nicht unmittelbar. Pregabalin beispielsweise ist ein Medikament, das ursprünglich zur Behandlung von Epilepsie entwickelt wurde, aber auch zur Behandlung von Angststörungen verwendet wird.

Pregabalin moduliert die Freisetzung von Botenstoffen im Gehirn wie Glutamat, Noradrenalin und Substanz P, was zu einer verminderten Freisetzung dieser Botenstoffe führt. Damit kann Pregabalin die übermäßige neuronale Aktivität im Gehirn verringern, die mit Angststörungen verbunden ist. Pregabalin kann Nebenwirkungen wie Schläfrigkeit, verminderte Aufmerksamkeit, Schwindel, Koordinationsprobleme (Sturzrisiko!), Gewichtszunahme und andere verursachen. In einigen Fällen kann es auch zu schwerwiegenderen Nebenwirkungen wie allergischen Reaktionen oder psychischen Nebenwirkungen kommen. Wenn die Antidepressiva oder Pregabalin nicht wirksam sind oder nicht vertragen werden, empfehlen die Fachgesellschaften Opipramol.

Opipramol ist eigentlich ein trizyklisches Antidepressivum, das kurzfristig jedoch auch zur Behandlung von Angststörungen eingesetzt werden kann. Opipramol kann Nebenwirkungen wie Schläfrigkeit, Mundtrockenheit, Verstopfung, Gewichtszunahme verursachen. In einigen Fällen können schwerwiegendere Nebenwirkungen auftreten, insbesondere wenn Opipramol in hohen Dosierungen eingenommen wird oder in Kombination mit anderen Medikamenten. Außerdem kann es die Kognition beeinträchtigen. Bei Demenzpatienten kann es daher nur bedingt empfohlen werden.

Eine Alternative: Antipsychotika

Niederpotente Antipsychotika wie Melperon, Pipamperon und Promethazin heißen so, weil sie bei Psychosen, also Halluzinationen und Wahnvorstellungen, nur schwach wirksam sind. Sie dämpfen aber Angstzustände und – für Demenzpatienten wichtig – sie wirken bis auf Promethazin auch nicht anticholinerg, das bedeutet, sie beeinträchtigen nicht die Kognition. Letztlich muss man aber bei „dämpfenden“ Substanzen immer einen Kompromiss eingehen zwischen ihren positiven und ihren negativen Wirkungen.

Die genaue Wirkungsweise der niederpotenten Antipsychotika bei Angst und Unruhe ist nicht vollständig verstanden, aber wie andere Antipsychotika wirken sie hauptsächlich durch die Blockade bestimmter Rezeptoren für Botenstoffe im Gehirn, insbesondere Dopamin- und Serotoninrezeptoren. Diese Blockade kann dazu beitragen, die Übererregbarkeit des Gehirns zu verringern und dadurch Angst und Unruhe zu reduzieren. Wie bei allen Medikamenten können jedoch auch bei den niederpotenten Antipsychotika Nebenwirkungen auftreten, wie Sedierung, Gewichtszunahme, Herzrhythmusstörungen, Schwindel, Benommenheit, Verwirrung und Mundtrockenheit.

Wenn die Symptome sich verstärken

Wahnvorstellungen, Halluzinationen, Aggressivität und gesteigerter Bewegungsdrang nehmen im Verlauf zu. Man kann sie behandeln.

Eine Demenz beeinträchtigt nicht nur die Botenstoffe Serotonin und Noradrenalin, die die Stimmung und den Schlaf regulieren. Auch der Botenstoff Dopamin wird durch die Erkrankung beeinflusst und kann dann Wahrnehmungsstörungen wie Wahnvorstellungen und Halluzinationen sowie Verhaltensänderungen auslösen. Zur Behandlung eignen sich sogenannte Antipsychotika.

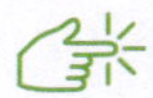

STOPP FÜR ZU VIEL DOPAMIN: Antipsychotika sind eine Medikamentengruppe, die gegen psychotische Symptome wirken, wie Wahnvorstellungen, Halluzinationen, Aggressivität und gesteigerten Bewegungsdrang, die durch ein Zuviel des Botenstoffs Dopamin ausgelöst werden. Sie blockieren im Gehirn die Nervenzellen, an die Dopamin bindet.

Einige Antipsychotika eignen sich auch zur Behandlung von Wahn und Halluzinationen sowie Verhaltensänderungen bei Demenz. So ist Risperidon, ein Antipsychotikum der sogenannten zweiten Generation, zur Behandlung aggressiven Verhaltens bei Alzheimer-Demenz zugelassen, nicht jedoch zur Behandlung psychotischer Symptome bei Demenz. Zugelassen zur Behandlung von psychotischen Symptomen bei Alzheimer-Demenz ist dagegen das ältere Haloperidol, ein Antipsychotikum der ersten Generation. Aufgrund seiner starken motorischen, kardialen (das Herz betreffende) und anticholinergen Nebenwirkungen würde man eine Verabreichung aber in der Regel vermeiden. Beide Substanzen sollten nach den Empfehlungen der Fachgesellschaften nur eingesetzt werden, wenn die Symptome durch nicht-medikamentöse Behandlungen nicht ausreichend gemildert werden können und wenn ein Risiko für Eigen- oder Fremdgefährdung besteht. Auch einige andere Antipsychotika, wie Aripiprazol, zeigten in einigen Studien Wirksamkeit bei Demenzpatienten. Die Studienlage ist aber nicht einheitlich, sodass andere Substanzen (noch) nicht von den Fachgesellschaften empfohlen werden.

Unter beiden Substanzen (Risperidon und Haloperidol) können Benommenheit und Schläfrigkeit auftreten, die die Aktivitäten des täglichen Lebens einschränken. Bisweilen sind Bewegungsstörungen zu beobachten, etwa Muskelsteifigkeit, Tremor (Muskelzittern) und ein verlangsamtes und kleinschrittiges Gangbild, ähnlich wie bei einem Parkinson-Syndrom. Möglicherweise kann auch das Risiko für Schlaganfälle erhöht sein. Patienten, die bereits einen Schlaganfall hatten, sollten daher nur mit Vorsicht damit behandelt werden. Die Herz-Kreislauf-Funktionen müssen daher von einem Arzt regelmäßig überwacht werden.

Speziell bei Parkinson-Demenz: Quetiapin und Clozapin

Wenn eine Demenz mit psychotischen Symptomen einhergeht, etwa bei der Variante mit Lewy-Körperchen oder der Parkinson-Demenz, empfehlen die Fachgesellschaften eine Behandlung mit dem Antipsychotikum Clozapin. Alternativ kommt auch Quetiapin in Betracht. Vorausgesetzt wird, dass die Symptome so schwerwiegend sind, dass eine medikamentöse Behandlung erforderlich ist.

Insbesondere unter Clozapin können Veränderungen des Blutbilds auftreten (Störung der Produktion der weißen Blutkörperchen). Dieses muss daher regelmäßig ärztlich überwacht werden. Unter Quetiapin ist das Risiko geringer. Beide Substanzen wirken zudem anticholinerg und können daher zu Nebenwirkungen wie Schläfrigkeit, Schwindel, Verstopfung oder Mundtrockenheit führen. Speziell Clozapin kann den Blutdruck senken und sollte bei Patienten mit ohnehin niedrigem Blutdruck nur sehr vorsichtig eingesetzt werden.

Demenz stoppen? Die neuen Antikörper

Einen neuen Therapieansatz bei Demenzen bieten Antikörper, die gegen bestimmte Eiweißablagerungen im Gehirn gerichtet sind.

Neue Medikamente, die in den USA und einigen anderen Ländern zugelassen wurden, sorgen für viel Aufregung und auch in Europa wird sich gerade mit der Zulassung intensiv beschäftigt. Doch worum geht es bei den sogenannten Antikörpern und was wissen wir schon über deren Wirkweise? Können Antikörper eine wirksame Option im Kampf gegen Alzheimer sein?

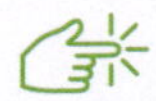

MIT ANTIKÖRPERN GEGEN DIE DEMENZ: Antikörper sind spezielle Proteine des Immunsystems, die spezifische Ziele im Körper erkennen und neutralisieren. Dank intensiver Forschung ist es inzwischen möglich, solche Antikörper „passgenau" synthetisch herzustellen. Bei der Alzheimer-Demenz sind die ersten Antikörper so gestaltet, dass sie sich an Beta-Amyloid-Proteine binden (siehe Seite 64) und helfen, diese aus dem Gehirn zu entfernen. Dies kann die Bildung von Plaques verringern und die Ausbreitung der Krankheit verlangsamen.

In den USA ist bereits seit Januar 2023 der Antikörper Lecanemab zur Behandlung von Alzheimer-Patienten im leichten Stadium zugelassen. Donanemab, ein weiterer Antikörper, ist 2024 ebenfalls in den USA für Menschen mit leichter kognitiver Beeinträchtigung (MCI) und leichter Alzheimer-Demenz, bei denen Amyloidplaques im Gehirn nachgewiesen wurden, zugelassen worden und hat wie Lecanemab bereits positive Studienergebnisse gezeigt. Bisher wurde von der EMA, der europäischen Gesundheitsorganisation, allerdings noch keiner dieser Antikörper zugelassen. Die meisten

DIE ANTIKÖRPER-WIRKUNG

Die Antikörper greifen in den Abbauprozess der Zellen ein und könnten diesen stoppen. So funktioniert dieser Prozess.

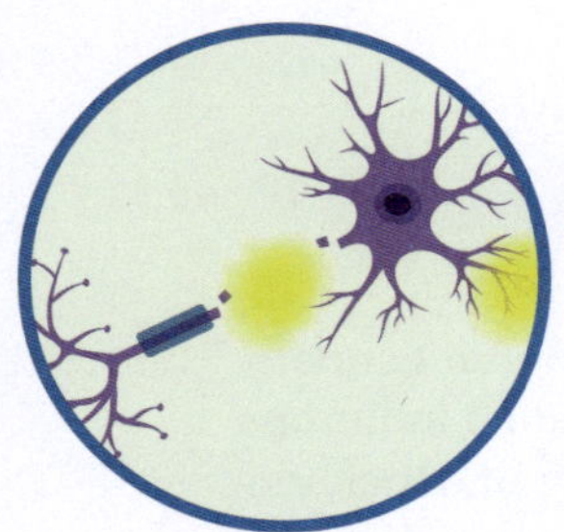

1 **Die Amyloid-Plaques** und ihre Vorläufer sammeln sich zwischen den Nervenzellen an, stören ihre Funktion und führen schließlich zu deren Absterben.

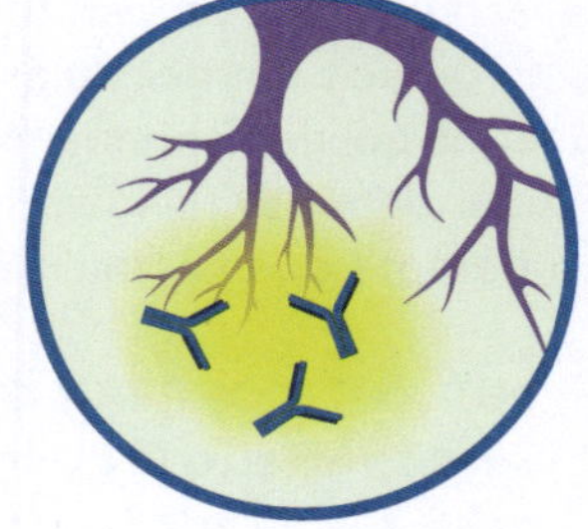

2 **Die Antikörper haften** sich an die Amyloide an und signalisieren dem Körper, dass diese zerstört und abtransportiert werden müssen.

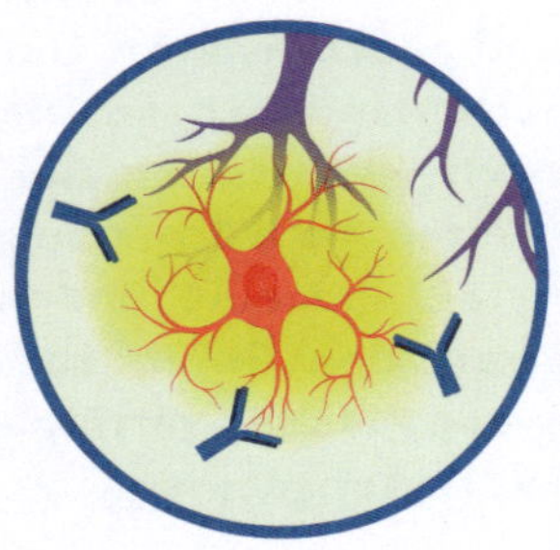

3 **Die informierten Immunzellen,** die sogenannten Mikrogliazellen, greifen die Amyloide an und zersetzen sie. Durch diesen Wirkmechanismus werden die Amyloidplaques abgeräumt und eine Neubildung verhindert.

Amlyoid-Eiweiße

Nervenzelle

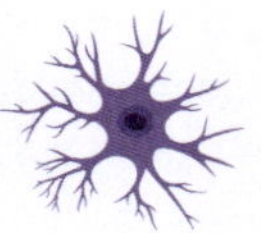

Antikörper

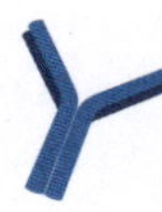

Mikrogliazelle

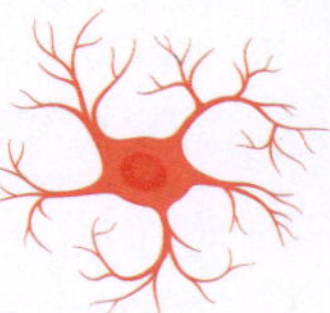

Fachleute in Europa plädieren zwar für eine Zulassung. Eine Zulassung in Europa wurde in einem ersten Schritt (für Lecanemab) unter Berücksichtigung des Nutzen-Risiko-Verhältnisses 2024 aber negativ beschieden. Es ist vorstellbar, dass nach den Erfahrungen in den Ländern, in denen eine Zulassung bereits erfolgt ist (USA, China, Japan, Südkorea, Großbritannien) und mit einer Weiterentwicklung der Substanzen diese Medikamente in den nächsten Jahren auch in Europa zugelassen werden.

Wie wirken diese Antikörper?

Die Antikörper binden an die Amyloid-Ablagerungen im Gehirn von Alzheimer-Patienten und reduzieren die vorhandenen Eiweißablagerungen, indem sie sie immunologisch angreifen und den Abbau erleichtern. Sie verhindern auch die Bildung von neuen Eiweißablagerungen. Damit unterscheiden sich diese Medikamente grundlegend von den bisher vorhandenen Antidementiva. Diese können immer nur auf eine begrenzte Zeit die Symptome abmildern, ändern aber nichts an dem ursächlichen Krankheitsprozess. Die Antikörper-Therapien setzen hingegen an einer der eigentlichen Ursachen der Demenz bei Alzheimer-Krankheit an und können damit den Krankheitsverlauf möglicherweise dauerhaft verbessern.

Was kann man sich von diesen Antikörpern erhoffen?

In den Studien nahmen die Eiweißablagerungen im Gehirn ab. Auch das Fortschreiten der Erkrankung konnte im Studienzeitraum signifikant verlangsamt werden. Eine Verbesserung der Kognition und der Alltagsfähigkeiten ist ebenfalls möglich.

Derzeit laufen Studien, die untersuchen, ob solche Antikörper den Ausbruch der Demenz tatsächlich verhindern oder erheblich verzögern können. Wenn diese Studien die in sie gesetzten Hoffnungen bestätigen, geht es im nächsten Schritt darum, Menschen mit hohem Alzheimerrisiko, die aber noch kognitiv gesund sind, zu behandeln, sobald sie beginnen, im Gehirn Beta-Amyloid abzulagern. Erst dann kann man mit Sicherheit sagen, was mit diesen Antikörpern erreicht werden kann.

Sicher scheint aber zu sein, dass vor allem Patienten im frühen Erkrankungsstadium von einer Behandlung profitieren könnten. Die Antikörper stellen mit dem Ziel, die pathologischen Eiweißveränderungen zu behandeln, erstmalig einen ursächlichen Behandlungsansatz dar. Allerdings machen diese Medikamente nur Sinn bei Patienten mit einer Alzheimer-Krankheit. Bei anderen Demenzursachen wie Parkinson-Demenz oder vaskulärer Demenz können sie leider nicht helfen.

Was ist bei der Behandlung zu beachten?

Lecanemab und Donanemab werden intravenös verabreicht. Bei Lecanemab erfolgten die Infusionen in der Studie im 14-tägigen Abstand, bei Donanemab liegen zwischen den Gaben vier Wochen. An einfacheren Anwendungsformen (subkutane Spritzen) wird bereits gearbeitet. Zu beachten ist allerdings, dass unter beiden Therapien schwere bis sehr schwere Nebenwirkungen auftreten können. So traten in den Studien bei etwa jedem vierten bis zehnten Patienten Schwellungen im Gehirn oder Gehirnblutungen auf. Zu lebensgefährlichen Blutungen kam es vor allem dann, wenn Beta-Amyloid-Ablagerungen in den Gefäßen vorlagen (Amyloidangiopathie). Daher wird eine Behandlung mit diesen Antikörpern, falls die Zulassung in Deutschland genehmigt werden würde, eine strenge Vorauswahl beinhalten, und für jeden Betroffenen eine schwierige Entscheidung, die gemeinsam mit dem behandelnden Arzt sorgfältig diskutiert werden muss.

Wichtig ist aber zunächst, dass es Hoffnung gibt und vielleicht in Zukunft Medikamente zur Verfügung stehen, die die Ursache der Demenz behandeln können und nicht wie die Acetylcholinesterase-Hemmer und Memantin nur die Symptome verbessern können. Eine frühe Anwendung dieser Antikörpertherapien könnte eine neue Ära in der Alzheimer-Behandlung einläuten. Weitere Forschung und klinische Studien sind aber unbedingt notwendig, um die langfristigen Vorteile und Risiken besser zu verstehen.

DIE KOGNITIVEN RESERVEN STÄRKEN

Neben Medikamenten ergänzt eine große Vielfalt weiterer Therapieformen die Behandlung. Erfahren Sie, welche weiteren Therapien Geist, Körper und Seele guttun und unterstützen können.

Ein bunter Strauß an Angeboten

Es gibt viele Möglichkeiten, den Geist und das Wohlbefinden zu stärken. Einiges kann man selbst beisteuern, für anderes gibt es professionelle Hilfe.

Medikamente sind wichtig, aber nicht allein entscheidend. Nichtmedikamentöse Therapien spielen bei Demenz eine gleichbedeutende Rolle. Dabei geht es im Wesentlichen um ein kognitives Training, aber auch um weitere Möglichkeiten, die den Geist und das Wohlbefinden stärken können, wie körperliches Training, Ernährungsberatung oder auch Kunst- und Musiktherapien. Welche Behandlungsvariante geeignet ist, hängt dabei vor allem auch davon ab, welche Einschränkungen im Vordergrund stehen und wie die individuellen Vorlieben sind. Wenn beispielsweise die Fähigkeit zu sprechen beeinträchtigt ist, kann Logopädie die Wortfindung, Aussprache und das Sprachverständnis verbessern. Auch die Alltagsfähigkeiten wie Körperpflege, Ankleiden und die Erledigung von Haushaltsaufgaben können trainiert werden, um ein länger selbstbestimmtes Leben zu Hause zu ermöglichen. Hierzu kommt vor allem die Ergotherapie zum Einsatz. Darüber hinaus kann beispielsweise mit der sogenannten Realitätsorientierung die räumliche oder zeitliche Orientierung verbessert werden. Bei manchen Demenzformen kommt es zu Einschränkungen der Motorik – hier können gezielte physiotherapeutische Behandlungen greifen. Es kann auch sinnvoll sein, die häusliche Umgebung an die Bedürfnisse der Betroffenen anzupassen (siehe Seite 106).

Doch es geht nicht nur um Maßnahmen, für die ein Arzt ein Rezept ausstellen kann, auch Eigeninitiative ist ein wichtiger Baustein, um die Leistungsfähigkeit und das Wohlbefinden bei Demenz zu unterstützen. Physiotherapie kann bei speziellen Störungen der Motorik helfen – doch die Aufrechterhaltung der körperlichen Fitness hat man zu großen Teilen selbst in der Hand, entscheidend vor allem auch deshalb, weil diese einen der wichtigsten Bausteine zur Aufrechterhaltung der geistigen Leistungsfähigkeit darstellt. Auch für die Umstellung auf eine gesündere Ernährung bedarf es meist keiner speziellen Beratung, sondern sie liegt in den eigenen Händen. Und schließlich spielt die Kontrolle schädlicher gesundheitlicher Faktoren wie Bluthochdruck oder Diabetes eine wichtige Rolle. Hier hilft der Hausarzt mit individueller Beratung.

(!) NICHT DAZU ZWINGEN! Alle nicht-medikamentösen Maßnahmen sollten die Betroffenen nicht belasten und im günstigsten Fall sogar Freude bereiten. Eine Ergotherapie, die als Qual empfunden wird, ist nicht sinnvoll. Bei körperlichen Übungen ist es in der Regel immer möglich, etwas zu finden, was zum jeweiligen Patienten gut passt. Ernährungsumstellungen sollten nicht bedeuten, dass man das Essen nicht mehr genießen kann, hier geht es um ein wohldosiertes Maß.

Besonders schwierig ist die Etablierung solcher Maßnahmen bei Menschen, die unter extremer Antriebslosigkeit (Apathie) leiden, ein recht häufiges Begleitsymptom der Demenz. Hier sind auch kleine Schritte in die richtige Richtung oft schon ein wichtiger Erfolg. Welche Therapieformen geeignet sind, ist auch davon abhängig, wie weit die Demenz fortgeschritten ist und welche Beschwerden vorliegen. Nicht zuletzt spielen die Persönlichkeit, die Lebensgeschichte und die aktuellen Lebensumstände eine entscheidende Rolle. Diese Hilfsangebote sind für die Betroffenen selbst genauso wichtig wie für ihre Angehörigen, ob diese nun persönlich in die Pflege eingebunden sind oder nicht. Für die Angehörigen gibt es außerdem spezielle Programme, die sie unterstützen können und von Ergotherapeuten, Neuropsychologen oder Logopäden angeboten werden.

Nehmen Sie die Möglichkeiten an!

Die wohl bekannteste nicht-medikamentöse Therapie bei Demenzen ist das kognitive Training, auch als Gedächtnistraining oder „Gehirnjogging“ bezeichnet. Es zielt darauf ab, kognitive Fähigkeiten wie Erinnern, Denken und Aufmerksamkeit zu erhalten und zu fördern. Spielerische Übungen, die alltagsnahe Aktivitäten mit Bewegung kombinieren, werden oft auch in Gruppen durchgeführt. Sie können nicht nur die Kognition (siehe Seite 74) länger erhalten, sondern fördern auch die sozialen Kontakte und die Lebensqualität. Spezialisierte Therapeuten sorgen mit gezielten Anleitungen dafür, dass eine Überforderung vermieden wird. Sie werden von psychiatrischen Institutsambulanzen, aber auch von Selbsthilfeorganisationen wie der Deutschen Alzheimer Gesellschaft und Ergotherapeuten angeboten (siehe Seite 76). Die Übungen kann man danach zu Hause allein oder mit den Angehörigen durchführen.

WICHTIGE HILFE IM ALLTAG: Die Ergotherapie ist keine reine „Beschäftigungstherapie" für Senioren. Der Schwerpunkt liegt auf der Förderung von Alltagsfähigkeiten wie Selbstversorgung und Haushaltsführung, Freizeitbeschäftigungen und sozialen Aktivitäten. Aber auch das kognitive und körperliche Training sind wichtiger Bestandteil der Ergotherapie. Gerade bei einer Demenz ist diese Unterstützung eine große Hilfe.

In der Ergotherapie werden Alltagsfähigkeiten wie Körperpflege, Ankleiden und Haushaltsaufgaben gefördert. Menschen mit Demenz sind je nach Stadium der Krankheit in ihrem Alltag auf professionelle Hilfe angewiesen. Die Ergotherapie arbeitet mit dem Ziel, den Menschen zu aktivieren und seine Handlungsfähigkeit im Alltag zu erhalten. Die Teilhabe am sozialen Leben sowie die Lebensqualität sollen ebenfalls verbessert werden. Ein Ergotherapeut zeigt praktische Problemlösungen, gibt Hilfen bei der Strukturierung des Tagesablaufs und zum Einsatz von Gedächtnishilfen. Die Übungen orientieren sich dabei am Alltag und oft werden viele reale Gegenstände mit eingebaut.

Ist die Fähigkeit zu sprechen und zu kommunizieren beeinträchtigt, kommt die Logopädie zum Einsatz (siehe Seite 79). Sie kann vor allem bei beginnender Demenz die Wortfindung, die Aussprache und das Sprachverständnis verbessern, bei Schluckstörungen hilfreich sein und die Nahrungsaufnahme verbessern. Speziell auf Demenz spezialisierte Logopäden können helfen, mögliche Einschränkungen dieser Art abzuwenden oder zumindest abzumildern. Bei der Schluckfähigkeit geht es darum, die Ernährung auf natürlichem Wege, also nicht über eine Sonde oder Flüssigkeiten, so gut wie möglich aufrechtzuerhalten und den Betroffenen eine möglichst lange Selbstständigkeit zu ermöglichen.

AKTIV IM LEBEN BLEIBEN

Viele der nicht-medikamentösen Therapien und Maßnahmen dienen dazu, die Aktivitäten des täglichen Lebens zu bewahren.

Soziale Bereiche des Lebens sichern
Kommunizieren können
Sich bewegen und aktiv bleiben
Für Sicherheit sorgen
Vitalfunktionen des Körpers aufrecht erhalten
Sich beschäftigen können
Selbstständig essen und trinken
Ruhen und schlafen
Ausscheiden können
Sich selbstständig waschen und ankleiden

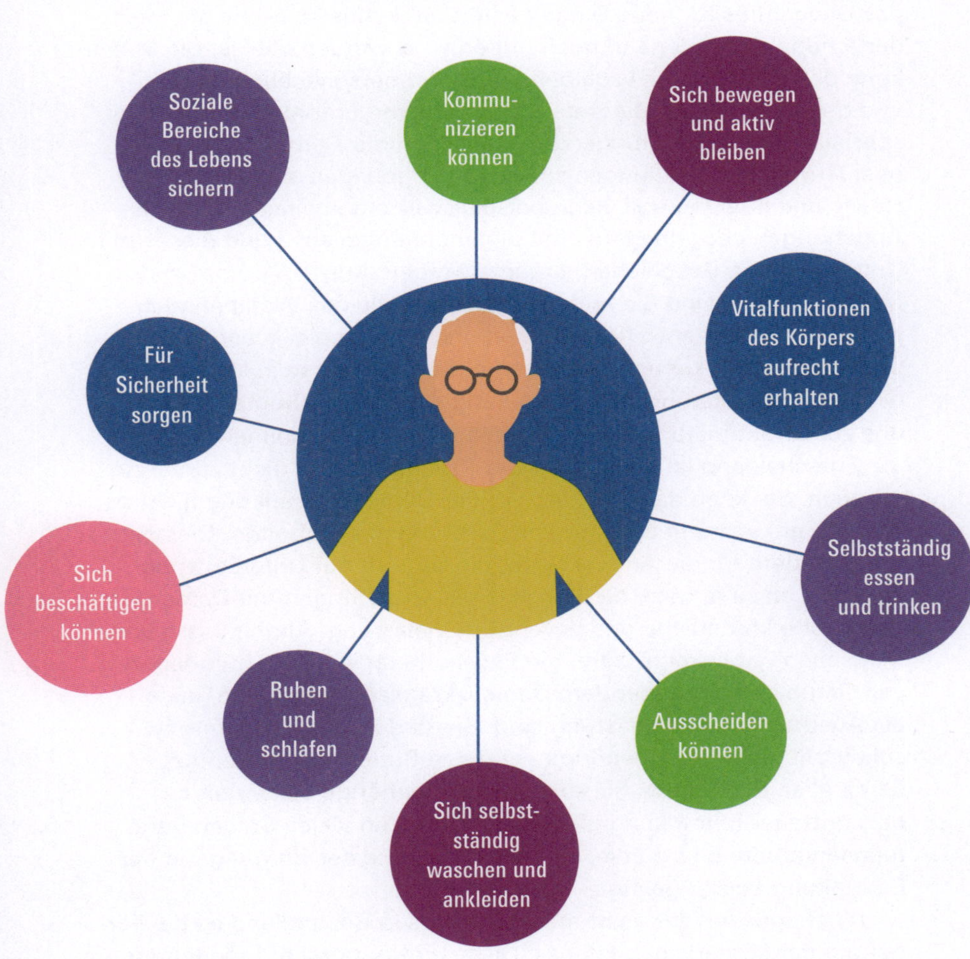

Doch nicht nur für das körperliche Befinden gibt es wichtige Hilfen. Auch für die geistige und emotionale Verfassung kann man einiges tun, sodass es Betroffenen und Angehörigen besser geht. So ist es etwa für Menschen beruhigend, sich zu erinnern und die Vergangenheit Revue passieren zu lassen und vielleicht in neuem Licht zu sehen. Viele Menschen mit Demenz leiden daher sehr daran, dass ihre Erinnerungen verloren gehen. Sie fühlen sich „unvollständig". Hier setzt dann die Biografiearbeit an, auch als Erinnerungsarbeit bezeichnet. Durch Gespräche über Erlebnisse aus der Vergangenheit, alte Fotos, Musik oder über den Geruchssinn sollen Erinnerungen an das bisher Erlebte geweckt werden. Auch bei Menschen, bei denen das Gedächtnis für neue Dinge gestört ist, können Geschichten aus der Kindheit oder Jugend noch gut erinnert werden. Ziel ist die Stärkung des emotionalen Wohlbefindens, der persönlichen Identität und des Selbstwerts. Biografiearbeit wird von Ergotherapeuten oder spezialisierten Einrichtungen für Menschen mit Demenz in Einzel- oder Gruppenbehandlungen sowie von Logopäden angeboten. Zu Hause und in Eigenregie kann beispielsweise gemeinsam mit den Angehörigen oder Pflegern ein Fotoalbum angesehen und dieses mit Untertiteln und Geschichten ergänzt werden. Kunst-, Aroma- und Musiktherapien sind die kreativen Ansätze, die das Wohlbefinden steigern, die Konzentration erhöhen und emotionale Ausdrucksmöglichkeiten bieten können. Sie werden meist als Kurse in kleinen Gruppen durchgeführt, die gleichzeitig die sozialen Kontakte fördern und zur Strukturierung des Tagesablaufs beitragen können.

Entscheidend ist auch, vor einer Psychotherapie nicht zurückzuscheuen. Sie kann dabei helfen, vor der Demenzerkrankung nicht zu resignieren, sondern aktiv an Verbesserungen zu arbeiten. Dies gilt insbesondere für die Angehörigen, die sehr oft auf Unterstützung angewiesen sind, denn die Pflege eines Angehörigen mit Demenz ist eine große körperliche und psychische Belastung. Angehörigen von Menschen mit Demenz kann die Psychotherapie helfen, mit negativen Gefühlen gegenüber dem Demenzkranken umzugehen, die oft ein Ausdruck von Überlastung sind. Sie fördert das Verhältnis zwischen pflegendem Angehörigen und den Betroffenen und nützt damit allen Beteiligten. Für pflegende Angehörige bei weiter fortgeschrittener Erkrankung gibt es außerdem an vielen Stellen Beratungsangebote oder Kurse, die vermitteln, wie der Umgang mit der Erkrankung besser gelingt.

Wichtiger Teil der nicht-medikamentösen Behandlung ist die Förderung der körperlichen Fitness. Diese umfasst drei Komponenten:

Bewegung, Koordination und Muskelkraft (siehe Seite 82). Je nach persönlichen Vorlieben und den körperlichen Voraussetzungen kann Bewegung Spazierengehen, Walken, Joggen, Radfahren oder Schwimmen bedeuten. Bei stärkeren Einschränkungen können gezielte Übungen wie Aufstehen, Treppensteigen und leichte Gymnastik durchgeführt werden. Zur Förderung der Koordination können Yoga, Tai-Chi oder spezielle Gymnastikprogramme eingesetzt werden. Oder man tanzt! Denn tatsächlich stimmt der Spruch „Tanzen hilft gegen Demenz“. Eine Möglichkeit zur Stärkung der Muskelkraft ist das Gerätetraining im Fitnessstudio. Es gibt unzählige Übungen, die jeder zu Hause durchführen kann. Und ob mit Demenz oder ohne: Körperliches Training im Alter ist äußerst wichtig, um die Gesundheit und das Wohlbefinden zu erhalten. Es ist nie zu spät, um mit dem Training zu beginnen oder fortzufahren.

LÄNGER MOBIL BLEIBEN: In Studien konnte gezeigt werden, dass Menschen mit Demenz, die regelmäßig trainieren, länger mobil sein können und Bettlägerigkeit somit verzögert werden kann. Darüber hinaus kann das Wachstum neuer Nervenzellen angeregt und ihre Verknüpfung verbessert werden (siehe Seite 83). Kombinierte Bewegungsprogramme zur Verbesserung von Kraft, Beweglichkeit und Gleichgewicht können helfen, Alltagsaktivitäten länger selbstständig zu erledigen.

Hilfreich kann es außerdem sein, die eigene Wohnung oder die Umgebung in einem Pflegeheim so anzupassen, dass Sie sich leichter zurechtfinden. Dies ist das Ziel von sogenannter Milieutherapie (siehe Kapitel „Struktur und Hilfe für den Alltag“ ab Seite 105). Sie basiert darauf, dass der Mensch nicht nur seine Umwelt, sondern gleichzeitig selbst von ihr beeinflusst wird. Durch die Umgebung werden Stimmung und Verhalten beeinflusst. Gleichzeitig soll sie auch Sicherheit bieten und Stürze verhindern. Das kann beispielsweise durch optimale Beleuchtung oder Handläufe erreicht werden.

Sie sehen: Es gibt den eingangs formulierten Strauß an Angeboten. Nicht alle sind für jeden geeignet und vielleicht auch individuelle Geschmackssache. Und das darf auch so sein. Aber prüfen Sie, welches Angebot Sie ausprobieren möchten und was Sie vielleicht in Ihren Alltag einbauen möchten. In den folgenden Abschnitten beleuchten wir die einzelnen Möglichkeiten genauer und zeigen Ihnen, was dahintersteckt und warum sie guttun.

Die geistige Leistungsfähigkeit erhalten

Den Geist aktivieren und die kognitiven Ressourcen ausbauen: Ergotherapie, Logopädie und Biografiearbeit bieten verschiedene Ansätze.

Kognitives Training dient dazu, bei Demenz beeinträchtigte Gehirnleistungen wie Gedächtnis, Aufmerksamkeit, visuelle Informationsverarbeitung oder Problemlösen zu verbessern. Dabei geht es nicht unbedingt darum, eine einzelne Fähigkeit wie etwa die Merkfähigkeit zu verbessern, sondern häufig zielt das Training darauf ab, wenig oder gar nicht betroffene Fähigkeiten zu fördern und damit Strategien zum Ausgleich der vorhandenen Defizite zu vermitteln. Hierzu gibt es speziell ausgebildete Neuropsychologinnen, die das in Einzel- oder Gruppentherapien anbieten. Die Übungen in der Gruppe oder gemeinsam mit Angehörigen haben dabei zusätzlich eine ausgeprägte soziale Komponente. Schneller verfügbar und mit ein wenig Übung gut nutzbar sind Computerprogramme zum kognitiven Training oder auch Apps. Computerprogramme und Apps zum kognitiven Training haben sich zu wertvollen Werkzeugen entwickelt, um zu Hause geistig aktiv zu bleiben. Eine breite Palette von Übungen hält das Training interessant und motivierend. Der positive Effekt von digitalem kognitivem Training bei leichten kognitiven Störungen ist wissenschaftlich belegt und wird in den gemeinsamen Leitlinien der Deutschen Gesellschaft für Neurologie (DGN) und der Gesellschaft für Neuropsychologie (GNP) für die Behandlung von Gedächtnisstörungen bei neurologischen Erkrankungen empfohlen.

So bieten die mitunter kostenfreien oder auf Rezept erhältlichen Apps Menschen mit beginnender Demenz oder kognitiven Beeinträchtigungen personalisierte Übungen, um Gedächtnis, Aufmerksamkeit und Problemlösungsfähigkeiten zu trainieren. Es gibt täglich Übungen, die helfen sollen, auch das Selbstwertgefühl und das Wohlbefinden zu verbessern. Dabei kann man aus einer Vielzahl von

Übungen wählen. Neben kognitiven Trainings wie Mustererkennung, Gedächtnisübungen und Reaktionszeit-Aufgaben, bei denen man so schnell wie möglich auf bestimmte Signale reagieren soll, die auf dem Bildschirm erscheinen, gibt es auch Achtsamkeitsübungen, geführte Meditationen, Kommunikationsübungen, Konfliktlösungstechniken und vieles mehr. Die vom Bundesinstitut für Arzneimittel und Medizinprodukte (BfArM) geprüfte und zugelassene NeuroNation-App ist mit beschränkten Funktionen ebenfalls kostenlos. Die Vollversion kann vom Arzt per Rezept verschrieben werden. Zunächst wird in einem kurzen Einstufungstest der kognitive Leistungsstand ermittelt und darauf basierend anschließend ein personalisierter Trainingsplan erstellt. Dazu gibt es Gedächtnisübungen wie das Erinnern von Buchstaben, Zahlen oder Mustern. Mit anderen Übungen kann die Aufmerksamkeit gefördert werden, beispielsweise das Erkennen und Benennen von Farben. Digitale Gesundheitsanwendungen sind sicher noch etwas ungewohnt, gelten aber als zeitgemäße Therapiebegleiter und können einen Therapieerfolg unterstützen. Um geeignete und geprüfte Anwendungen zu finden, die auch von Ärzten verschrieben werden können, hat das Bundesinstitut für Arzneimittel und Medizinprodukte das DiGa-Verzeichnis ins Leben gerufen (www.diga-verzeichnis.de/).

AM BESTEN OHNE FRUSTRATION: Um die kognitiven Fähigkeiten so lange wie möglich zu erhalten, sollte das kognitive Training am besten täglich in kurzen Einheiten von etwa zehn Minuten absolviert werden. Wichtig ist, dass dabei keine Frustration aufkommt, sondern die Übungen Spaß machen. Daher sollte beim Übungsgrad darauf geachtet werden, dass die noch vorhandenen Kompetenzen gestärkt werden.

Neben gezielten kognitiven Trainings in Form von Einzel- oder Gruppentherapie oder Computertraining in der Eigenanwendung kann Kognition auch im Alltag stimuliert werden. Dazu setzt man einfache Erinnerungsspiele ein, wie das Benennen von Gegenständen oder Personen in Bildern, das Wiederholen von Worten oder Zahlen, das Spielen von Gedächtnisspielen wie Memory oder das Erzählen von Geschichten aus der Vergangenheit. Es kann auch der Tast- und Geruchssinn aktiviert werden, indem der Übende beispielsweise mit geschlossenen Augen Fundstücke aus dem Wald erkennen soll, wie Kiefernzapfen, Blätter oder Moos oder Gewürze wie Anis, Nelken oder Lavendel. Es gibt auch spezielle Memoryspiele oder Puzzle mit großen Teilen für Menschen mit Demenz. Puzzles oder andere Tätigkeiten, die die Motorik fördern, wie Stricken oder Malen, können ebenfalls kognitive Funktionen stimulieren. Eine andere Möglichkeit ist das Erraten von bekannten Liedern, idealerweise, wenn sie einen Bezug zur Vergangenheit aufweisen. Dazu kann ein Lied vorgespielt oder vorgesungen werden. Spielerisch kann außerdem die Wortfindung trainiert werden, zum Beispiel, indem der Therapeut oder Angehörige einfache Redewendungen oder Sprichwörter beginnt, die der Betroffene dann vollenden soll. Wichtig ist auch hier, eine Überforderung zu vermeiden und nur wirklich bekannte Redewendungen vorzugeben, wie „Aller Anfang ist …" oder „Früh übt sich …", „Bei Nacht sind alle Katzen …".

Im kognitiven Training kann zudem gelernt werden, Gedächtnishilfen wie Kalender und Merkzettel einzusetzen, um den Alltag zu erleichtern. Dazu gibt es mittlerweile auch spezielle Uhren, Stundenzettel für die Tagesstruktur oder Kalender im Handel (sogenannte externe Gedächtnishilfen). In diese können dann feste geplante Zeiten wie Frühstück, körperliches Training, kognitives Training, Spazierengehen, Kaffee- oder Teepausen, Termine mit den Ergotherapeuten oder anderen Therapeuten und Ärzten gut sichtbar eingetragen werden. So kann der Betroffene auf einen Blick sehen, was heute oder morgen ansteht (siehe Seite 117). Im leichten und mittleren Stadium einer Demenz können die Betroffenen auch von Aktivitäten profitieren, die ihre Fähigkeit verbessern, Probleme zu lösen und logisch zu denken. Beispiele sind das Lösen von Rätseln, das Spielen von Gesellschaftsspielen wie Scrabble, Rommé oder Canasta oder das Durchführen von Aufgaben mit schrittweisen Anweisungen, etwa: „Mache eine Einkaufsliste, gehe einkaufen und komm wieder zurück" oder „Geh zum Briefkasten, hol die Post raus und mach den Briefkasten wieder zu. Dann komm mit der Post nach Hause." Dabei sollten die Tageszeiten genutzt werden, in denen die Betroffenen sich fit und gut fühlen.

Ergotherapie: selbstständig bleiben

Die Ergotherapie ist ein ganz wesentlicher Bestandteil in der Demenztherapie. Ihr Ziel ist es, den Menschen zu aktivieren und seine Handlungsfähigkeit im Alltag und damit die Selbstständigkeit zu er-

SO TRAINIEREN SIE IHR GEHIRN

Vertraute Sprichworte lesen und schreiben verknüpft unterschiedliche Herausforderungen und trainiert das Gehirn.

Morgenstund' hat _______________ Mund.

Der frühe _______________ fängt den Wurm.

Wer im Glashaus sitzt, sollte nicht mit _______________.

Der Glaube versetzt _______________.

Der _______________ gibt nach.

Liebe geht durch den _______________.

Pech im Spiel, Glück in der _______________.

Alte _______________ rostet nicht.

Wer A sagt, muss auch _______________.

Reden ist Silber, Schweigen _______________.

halten. Die Teilhabe am sozialen Leben sowie die Lebensqualität sollen ebenfalls verbessert werden. Gemeinsam mit dem Therapeuten in Einzelstunden oder in kleinen Gruppen wird beispielsweise eingekauft, das Essen zubereitet und zusammen gegessen. Anschließend räumt man auch die Küche wieder auf. Damit wird gleich eine ganze Reihe von Fähigkeiten trainiert, die für die Bewältigung des Alltags notwendig sind. Andere Beispiele sind gemeinsame Ausflüge, etwa in den Zoo, oder auch die Teilnahme an einem Tanztee. Auch gemeinsames Zeitunglesen und Gesellschaftsspiele stehen auf dem Programm, ebenso wie das Anlegen von To-do-Listen und Einkaufslisten oder das Führen von Notizbüchern. Außerdem soll Menschen mit Demenz ihr Alltag erleichtert werden. Dazu helfen Ergotherapeuten, wiederkehrende Routinen einzuführen: Gegenstände werden immer am gleichen Ort aufbewahrt, Aktivitäten wie Anziehen, Mahlzeiten oder Spaziergänge immer zur gleichen Zeit durchgeführt. Zwischen den Mahlzeiten sollten dabei körperliche Aktivitäten und Phasen der Ruhe und Entspannung wechseln.

Menschen mit Demenz fühlen Sicherheit und Geborgenheit durch diese bekannten und immer gleichbleibenden Abläufe. Auch die Angehörigen oder Freunde sollten dabei miteinbezogen werden. Gemeinsam fällt vieles leichter und macht mehr Spaß. Studien zeigen, dass mit diesem Training die Selbstständigkeit der Patienten und ihre Beteiligung an Aktivitäten verbessert werden kann. Aber auch im späteren Stadium einer Demenz lohnt sich der Einsatz von Ergotherapie. So kann, wenn es zu körperlichen Einschränkungen kommt, der Einsatz von noch nicht vertrauten Hilfsmitteln wie Rollatoren oder Anziehhelfern für Socken, Schuhe und Hosen ausprobiert und trainiert werden.

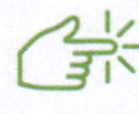

WIE KOMMT MAN AN ERGOTHERAPIE? Zunächst muss der Hausarzt einschätzen, ob Ergotherapie für den jeweiligen Patienten geeignet ist. Er stellt dann ein Rezept aus. Danach muss eine passende Praxis in der Nähe gefunden werden, die Kapazitäten frei hat und Erfahrung mit Demenzpatienten haben sollte. Einige Therapeuten bieten auch Hausbesuche an oder es besteht die Möglichkeit, Fahrdienste für die Anreise zu nutzen. In ländlichen Gebieten mit wenigen Therapeuten kann es allerdings erhebliche Wartezeiten geben.

Die Sprache bewahren: Logopädie

Bei manchen Demenzformen kommt es zu einer Störung der sprachlichen Fähigkeiten. Dies kann der Fall sein, wenn Hirnabbauprozesse die für die Sprache relevanten Hirnregionen betreffen („primär progressive Aphasien"), aber auch bei den sogenannten vaskulären Demenzen, wenn ein Schlaganfall Sprachregionen betroffen hat. In diesen Fällen kann Logopädie dazu beitragen, die sprachliche Kommunikation zu fördern, aufrechtzuerhalten oder sogar zu verbessern.

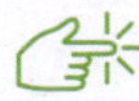

BEWÄHRTE SPRACHTHERAPIE: Die Logopädie beschäftigt sich mit Störungen der Sprache, des Sprechens, der Stimme und des Schluckens und kann mit gezielten Übungen die Sprach-, Sprech-, Stimm- und Schluckqualität verbessern. Eine logopädische Therapie ist ein medizinisches Heilmittel und kann durch den behandelnden Arzt auf Rezept verordnet werden.

Die Behandlung orientiert sich dabei am Alltag des Betroffenen und berücksichtigt sein bisheriges Leben, seine Schulbildung und die bisherigen sprachlichen Ausdrucksformen. Sprachliche Fähigkeiten werden bei der Therapie gezielt aktiviert. Die vorhandenen kommunikativen Fähigkeiten sollen gestärkt und an die unterschiedlichen Bedürfnisse im Verlauf der Erkrankung angepasst werden.

Gemeinsam mit dem Logopäden werden dabei alltagsrelevante Übungen entwickelt, die für die Kommunikation wichtig sind. Beispiele sind das Erzählen von Geschichten und Märchen. Auch Biografiearbeit wird von Logopäden eingesetzt, um die Sprache zu aktivieren (siehe Seite 80). Schwerpunkt einer Sprachtherapie bei Demenz ist also nicht das Training einzelner abstrakter sprachlicher Fähigkeiten, sondern die Aufrechterhaltung des kommunikativen Kontakts. Daher wird unter anderem auch das Schreiben von Briefen oder Postkarten geübt.

Im weiter fortgeschrittenen Stadium einer Demenz werden auch nonverbale Fähigkeiten wie Gestik und Mimik trainiert, damit die Betroffenen ihre Grundbedürfnisse und Gefühle klarer ausdrücken können und besser verstanden werden. Sie können auch daheim vor einem Spiegel verschiedene Gesichtsausdrücke ausprobieren oder gemeinsam mit den Angehörigen Spiele wie Berufe- oder Tiere-Raten spielen. Dabei muss eine Person typische Bewegungen machen, während die andere den entsprechenden Beruf oder das Tier rät.

Wie Kommunikation besser klappt

Miteinander sprechen heißt, den Anderen wertzuschätzen und ihn mit seinen Bedürfnissen wahrzunehmen. Daher sollten auch die Angehörigen geschult werden und lernen, ihre Kommunikation anzupassen, also in einfachen Sätzen und langsamer und mit ruhiger Stimme zu sprechen. Sie müssen verstehen, dass es nicht sinnvoll ist, Menschen mit Demenz, vor allem im fortgeschrittenen Stadium, ständig zu korrigieren. Besser für alle Beteiligten ist es, wenn man den anderen so akzeptiert, wie er ist. Die Wahrnehmung und das Verhalten eines Demenzkranken kann man nur noch sehr begrenzt verändern. Seine Äußerungen, das Verhalten und die Gefühle müssen ernst genommen und respektiert werden. Ständige Kritik oder auch das Korrigieren des Gesagten können dazu führen, dass der Betroffene noch weniger spricht und sich auch emotional verschließt. Situationen, in denen der Demenzkranke etwas sagt, das nicht richtig verstanden werden kann, entschärft man, indem der Angehörige nachfragt und die Frage gezielt so stellt, dass ein einfaches „Ja“ oder „Nein“ genügen. Angehörige sollten auch schon früh in der nonverbalen Kommunikation geschult werden, um Mimik, Gestik und Berührungen besser deuten zu können. Selbst im schweren Stadium, wenn das Sprachverständnis verloren ist, sprechen Demenzpatienten noch auf Körperkontakt an und können auf diese Weise beruhigt werden. Dabei sollten Übungen zur Verbesserung der Sprachfähigkeiten auch direkt in den Alltag eingebaut werden. Außer dem Benennen von Gegenständen sind auch hierbei das Erzählen von Geschichten aus der Vergangenheit oder Märchen, das laute Vorlesen aus Büchern, Gedichte und das Singen von Liedern hilfreich. Wichtig ist auch hier, dass die Sprachübungen Freude machen sollten und Stress und Überforderung vermieden werden.

Wissen, wer man war und ist: Die Biografiearbeit

Das Schlimmste an Demenz ist für viele Betroffene und Angehörige, zu sehen, wie wichtige Aspekte der persönlichen Identität des Menschen zunehmend beeinträchtigt werden. Um diesen Prozess zu verlangsamen, wurde die Biografiearbeit als spezielles Therapieverfahren für demenzkranke Patienten entwickelt. Sie basiert darauf, dass die kognitiven Störungen zunächst meist nur die neueren Gedächtnisinhalte betreffen, während länger zurückliegende Ereignisse oft noch lange gut erhalten bleiben und erinnert werden können. Durch die biografische Rekonstruktion der Vergangenheit ist es möglich, die Identität des Betroffenen für eine längere Zeit zu erhalten.

Bei der Therapie werden alte Fotos, Postkarten, Bücher und persönliche Gegenstände wie Urlaubsmitbringsel und Schmuck eingesetzt. Diese Therapie kann einzeln oder in Gruppen stattfinden sowie zu Hause mit der Familie. So kann nach und nach ein Album mit relevanten Lebensabschnitten oder Situationen wie der Hochzeit oder der Geburt der Kinder angelegt werden. Über Gespräche im Alltag und gezielte Nachfragen können dann die Bilder mit kleinen Anekdoten und Daten wie Namen, Orten und Datum ergänzt werden. Ziel ist, die Erlebnisse und Personen festzuhalten, die im Leben des Betroffenen eine bedeutende Rolle gespielt haben oder vielleicht noch spielen werden. Die Geburt eines Enkelkindes oder eines Urenkels, aber auch der Tod von nahen Freunden oder Verwandten sind entscheidende Ereignisse, die ebenfalls im Album ihren Platz finden sollten.

Bereits das Erstellen des Albums bietet viele Gelegenheiten, Informationen über die Vergangenheit zu erhalten und Erinnerungslücken zu schließen. Die Betroffenen sollten beim Anlegen des Albums so weit wie möglich mithelfen. Das ist im frühen Stadium der Demenz möglich, aber auch im mittleren und weiter fortgeschrittenen Stadium können Erinnerungen wiedererweckt werden und sollten dann festgehalten werden. Das Album sollte idealerweise an einem gut sichtbaren und bevorzugten Platz aufbewahrt liegen, sodass die Demenzkranken auch allein darin blättern und sich erinnern können. Oder sie nutzen das Album gemeinsam mit ihren Angehörigen, Freunden und dem Pflegepersonal. Schon das Anschauen der Bilder schafft Verbundenheit und fördert die Kommunikation.

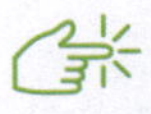

ERINNERUNG LEBENDIG HALTEN: Ein Erinnerungsalbum unterstützt auch die Betreuungs- und Pflegekräfte, die oft nur wenig über das frühere Leben der Betroffenen wissen. Das Album kann ihnen Einblicke in die Erfahrungen der von ihnen betreuten Menschen geben und so das Miteinander erleichtern, vor allem bei einem Umzug in ein Pflegeheim oder in eine Wohngemeinschaft.

Die Biografiearbeit kann auch zu Hause und im nahen Umfeld fortgesetzt werden, beispielsweise, indem Orte aufgesucht werden, die im Leben des Betroffenen eine wichtige Rolle spielen. Das kann ein Fußballplatz sein oder auch ein Park oder Wald, in dem man oft spazieren gegangen ist. Auch die Kneipe oder der Einkaufsladen können Erinnerungen wecken. Sinnvoll ist es, aktuelle Fotos von diesen Orten aufzunehmen und in das Erinnerungsalbum einzubauen.

Statt eines Erinnerungsalbums kann auch eine Sammlung von Geschichten von früheren Erlebnissen die Erinnerungen lebendig halten oder eine Erinnerungskiste mit Gegenständen, die dem Demenzkranken von früher bekannt sind und einen individuellen Wert aufweisen. Was Biografiearbeit laut verschiedenen Studien leistet, ist eine Verbesserung der Selbstständigkeit und Kommunikationsfähigkeit der Betroffenen. Darüber hinaus wurden Verbesserungen der kognitiven Fähigkeiten und der Stimmung beobachtet.

Fit bleiben und den Körper aktivieren

Bewegung ist Medizin und hat Auswirkungen auf verschiedene Fähigkeiten. Nutzen Sie dieses kostenlose Arzneimittel.

Mindestens genauso wichtig wie kognitives oder sprachliches Training ist die Aufrechterhaltung der körperlichen Fitness. Denn selbst im fortgeschrittenen Alter können regelmäßige körperliche Aktivitäten dazu beitragen, die Lebensqualität zu verbessern und das Risiko von chronischen Krankheiten zu verringern. Das gilt für ältere Menschen allgemein, spielt aber vor allem bei Demenzerkrankungen eine sehr wichtige Rolle. In diesem Abschnitt wollen wir vorstellen, was man beim körperlichen Training beachten sollte und was man damit erreichen kann. Körperliche Aktivität schützt gesunde Menschen vor so mancher Erkrankung und senkt vor allem das Risiko für Herz-Kreislauf-Erkrankungen. Im Rahmen einer Demenzerkrankung kann sie sogar der Verschlechterung kognitiver Fähigkeiten entgegenwirken, denn sie fördert die Bildung neuer Gehirnzellen im Hippocampus und Vorderhirn, also in Gehirnbereichen, die für die Kognition zuständig sind. Eine Studie, in der Sportler und Sportlerinnen über 44 Jahre lang beobachtet wurden, zeigte, dass Menschen mit einem hohen Fitnesslevel ein erheblich geringeres Demenzrisiko aufweisen.

NERVENZELLEN VERKNÜPFEN: Das körpereigene Hormon „brain-derived neurotrophic factor" (BDNF) schützt die vorhandenen Nervenzellen und ihre Verbindungen untereinander. BDNF regt außerdem das Wachstum und die Weiterentwicklung neuer Nervenzellen und ihrer Verknüpfungen an. Schon 20 bis 40 Minuten täglicher Ausdauersport erhöhen die BDNF-Konzentration deutlich. Inaktivität führt dagegen zu einer messbaren Abnahme.

Sport führt dazu, dass das Gehirn und die Muskeln besser durchblutet und das Sauerstoffangebot verbessert werden. Aktive Muskeln setzen außerdem sogenannte Myokine frei, Botenstoffe, die chronische Entzündungen verringern und den Eiweißablagerungen bei Alzheimer-Krankheit und Parkinson-Demenz entgegenwirken. Regelmäßiges körperliches Training kann zudem Entzündungsreaktionen durch diese Ablagerungen vermeiden. Die beste Trainingsform scheint laut den Studien Ausdauertraining von längerer Dauer zu sein. Das können, je nach körperlichen Fähigkeiten, sportliche Betätigungen wie Joggen oder Tanzen sein.

Auch hier gilt: Vermeiden Sie Überforderungen. Sie machen aus einem Menschen, der nie gerne Sport gemacht hat, auch jetzt keinen Sportler. Auch kürzere Trainingseinheiten können entzündungshemmend wirken. Regelmäßiges moderates Training, bei dem es zu einer leichten Erhöhung der Atemfrequenz kommt, verbessert auch das Immunsystem. Das gilt sowohl für Ausdauertraining als auch für Krafttraining. Die Weltgesundheitsorganisation (WHO) empfiehlt auch älteren Menschen zweimal pro Woche ein Krafttraining, um die Muskelmasse zu erhalten und das Risiko für Infektionen der oberen Atemwege zu reduzieren.

Vor dem Training zum Arzt

Ein Arzt sollte vorab feststellen, welche Belastung noch möglich ist und bis zu welcher Herzfrequenz das Training durchgeführt werden kann. Für Menschen mit Herz-Kreislauf-Erkrankungen gibt es auch Kurse, bei denen die Teilnehmer mit einer Pulsuhr trainieren. Zu Beginn des körperlichen Trainings sollte am besten ein Ergotherapeut oder Physiotherapeut konsultiert werden, um das richtige Maß an Übungsintensität und Dauer zu ermitteln.

Menschen mit Demenz müssen sich dabei nicht durch zu einfache Übungen langweilen. Heute gibt es bereits ausgefeilte Bewegungsprogramme, die genau auf Demenzpatienten zugeschnitten sind und strukturiert das Ziel verfolgen, auch den Körper zu aktivieren. Ein Beispiel ist das „Fit für 100"-Programm und das Nachfolgeprojekt „NADiA – Neue Aktionsräume für Menschen mit Demenz und ihre Angehörigen" mit deutschlandweit über 200 Gruppen (www.ff100.de). Sie setzen unter Anleitung von mit Demenzkranken erfahrenen Therapeuten Kraft- und Gleichgewichtsübungen wie das Stehen oder Sitzen auf einem Balancekissen ein oder trainieren beispielsweise das Aufstehen vom Boden oder Treppensteigen. All diese Übungen können auch zu Hause mit den Angehörigen durchgeführt werden. Ziel ist die Erhaltung von Muskelkraft, Gleichgewicht, Koordination und kognitiv-psychischer Leistungsfähigkeit, um vor Gebrechlichkeit zu schützen und gleichzeitig die Lebensqualität im Alter zu erhöhen. Neben angeleiteten Programmen sind allgemein aktivierende Tätigkeiten wie Wandern, Schwimmen oder Tanzen sinnvoll. Beachtet werden sollte, dass es für Menschen mit Demenz schwierig ist, neue Bewegungsarten zu lernen. Es ist daher besser, bekannte Bewegungsmuster zu nutzen, um Frustrationen durch mangelnde Lernerfolge zu vermeiden.

Hat man bisher noch nie körperlich trainiert oder dies in den letzten Jahren nicht gemacht, sollte man zunächst mit dem Arzt darüber reden. Dieser kann beispielsweise einen Belastungstest auf einem Ergometer machen, um feststellen, wie hoch die Belastungsfähigkeit ist, ohne sich zu überfordern. Er sollte auch gemeinsam mit dem Patienten aussuchen, welches Trainingsprogramm am besten zu ihm passt. Die Auswahl ist groß und das Angebot reicht von speziell für Demenzpatienten entwickelten Programmen, Rehagruppen in Tageseinrichtungen, Physiotherapie- oder Ergotherapiepraxen, Sportvereinen und Fitnessstudios bis hin zu Gymnastik, Spazierengehen oder Tanzen, allein, zu zweit oder in einer Gruppe.

Wichtig ist, dass das Trainingsprogramm an die individuellen Bedürfnisse und Fähigkeiten angepasst ist. Man sollte nicht untrainiert in die Vollen gehen. Wer etwa beim Training unter Atemnot leidet, hat übertrieben und schadet sich eher. Man kann mit flottem Gehen beginnen und erst, wenn das funktioniert, zu Walken oder leichtem Joggen übergehen. Das kann auch bedeuten, dass man bestimmte Übungen modifiziert oder alternative Aktivitäten wählt, also statt mit zehn Liegestützen erst mal mit nur einer beginnt.

Ein ausgewogenes Trainingsprogramm sollte Ausdauer, Kraft, Flexibilität und Balanceübungen beinhalten, um alle Aspekte der Fitness abzudecken. So kann man sich beispielsweise zunächst einige Minuten warmlaufen, gefolgt von einigen Kniebeugen oder Sit-ups. Eine gute Übung, die sowohl Ausdauer als auch Kraft und Balance übt, ist auch der Unterarmstütz, die sogenannte Plank, bei dem sich die Übenden auf beide Unterarme abstützen und dabei die Beine strecken, ohne dass Bauch und Knie den Boden berühren, sondern nur die Zehenspitzen. Klappt dies nicht, sind auch die Knie erlaubt. Der Schwierigkeitsgrad des Trainings sollte allmählich gesteigert werden, um eine kontinuierliche Verbesserung zu ermöglichen und das Risiko von Überlastungsverletzungen gering zu halten. So kann die rechte Hand und vielleicht gleichzeitig der linke Fuß in die Luft gehoben werden und umgekehrt. Regelmäßiges Training ist entscheidend, um langfristige gesundheitliche Vorteile zu erzielen. Es ist empfehlenswert, mehrfach pro Woche zu trainieren. Dabei steht jedoch immer Sicherheit an erster Stelle, man darf sich nicht überfordern und sollte auf seinen Körper hören. Es gibt mittlerweile auch „Schutzkleidung“ wie Knieschützer oder Beckenpolster, die bei einem Sturz blaue Flecken vermeiden können, und die Verwendung von Hilfsmitteln wie Gehhilfen können dazu beitragen, Verletzungen zu vermeiden. Nicht zuletzt gilt auch hier wieder: Das Training sollte auch Freude bereiten und die Möglichkeit bieten, sich mit anderen zu treffen und auszutauschen. Das kann in Form von Gruppentraining, Tanzkursen oder anderen sozialen Aktivitäten geschehen.

Ziel des körperlichen Trainings ist immer die Verbesserung der Fitness und Gesundheit. Es trägt aber auch zur Stabilisierung der geistigen Leistungsfähigkeit bei. Es kann bei Gehstörungen und Gleichgewichtsstörungen helfen, eigenständiger zu bleiben. Studien bestätigen, dass Bewegungsprogramme wie Gehübungen, Gymnastik, Kräftigungs- und Konditionstraining die Lebensqualität von Demenzerkrankten verbessern können. Sie bleiben so länger mobil und selbstständig.

IHR FITNESSPROGRAMM

Das Gehirn zu trainieren funktioniert am besten in Kombination mit Bewegung. Bauen Sie einige Übungen in Ihren Alltag ein, mit dreimal die Woche können Sie viel erreichen.

Krafttraining und Gleichgewicht

Wiederholen Sie die Übungen dreimal. Steigern Sie gerne nach und nach den Anspruch, etwa mit leicht höheren Gewichten. Gehen Sie aber nicht über Ihre Möglichkeiten.

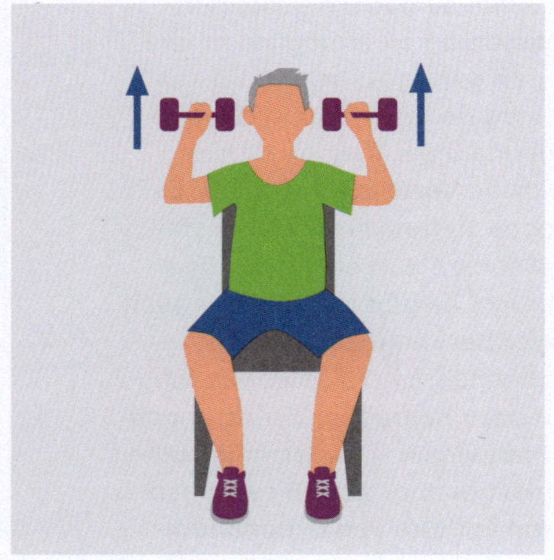

Übung: Heben Sie Ihre Arme auf Schulterhöhe und winkeln Sie sie an. Heben Sie die Gewichte nach oben an und senken Sie die Arme wieder. Wiederholen Sie die Übung vier- bis fünfmal.

Ziel: Schulterkraft im Sitzen für mehr Kraft und Beweglichkeit in den Armen und Schultern

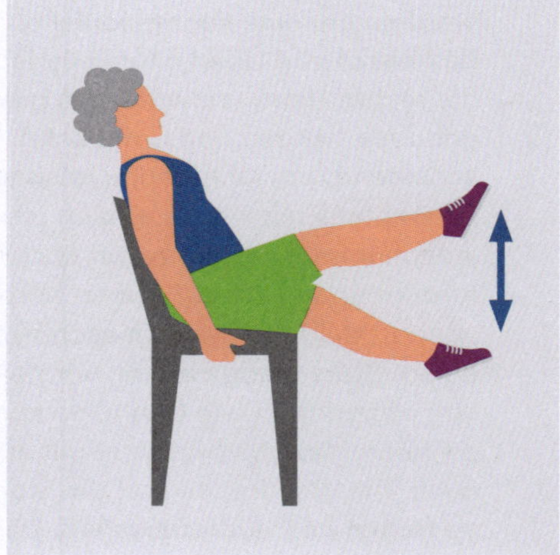

Übung: Strecken Sie die Beine im Sitzen nach vorne, halten Sie sich dabei am Sitz des Stuhls fest. Nun heben Sie abwechselnd das rechte und das linke Bein. Wiederholen Sie die Übung viermal.

Ziel: Beinübung für Kraft in den Beinen und mehr Ausdauer

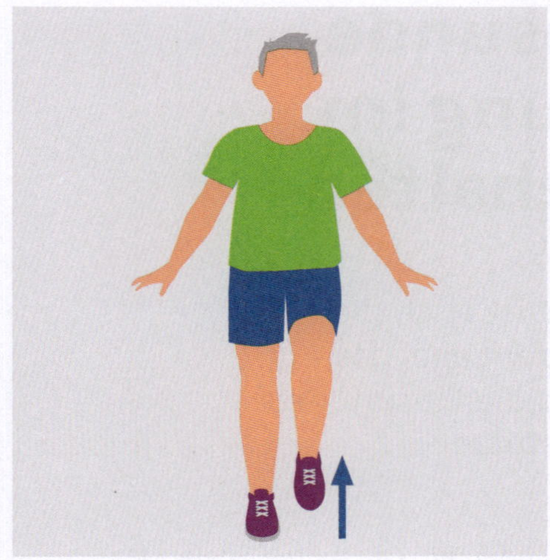

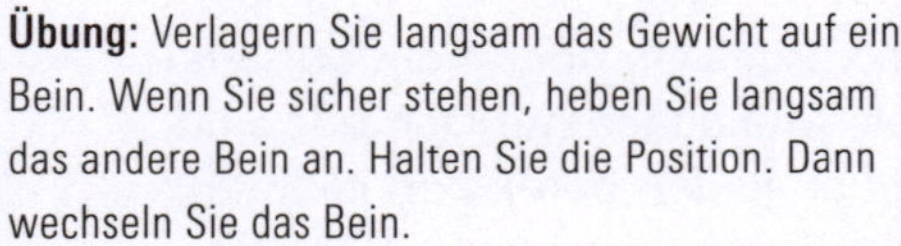

Übung: Verlagern Sie langsam das Gewicht auf ein Bein. Wenn Sie sicher stehen, heben Sie langsam das andere Bein an. Halten Sie die Position. Dann wechseln Sie das Bein.

Ziel: Einbeinstand für Gleichgewicht und Beinmuskulatur

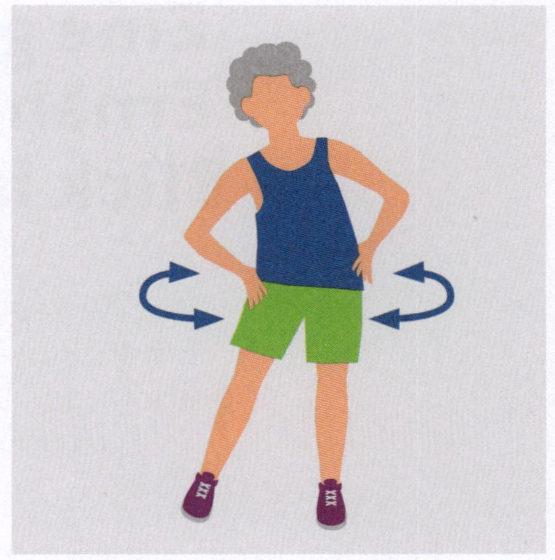

Übung: Stehen Sie mit leicht gegrätschten Beinen und setzen Sie Ihre Hände auf die Hüfte. Kreisen Sie nun Ihre Hüfte eine Minute in eine Richtung, dann wechseln Sie die Richtung.

Ziel: Hüftekreisen für die Lockerung der Hüft- und Oberschenkelgelenke, Gleichgewicht

---

Ausdauertraining

20 bis 30 Minuten moderates Ausdauertraining mit leicht erhöhter Atemfrequenz. Sie sollten sich dabei gut unterhalten können.

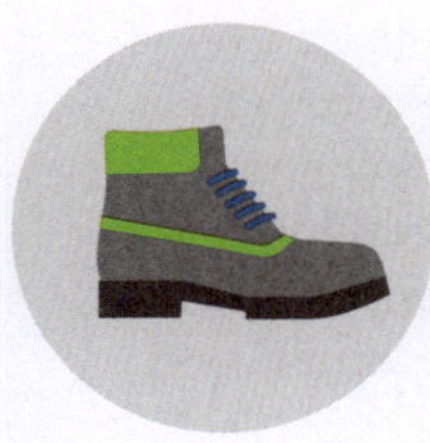

Zügiges Spaziergehen

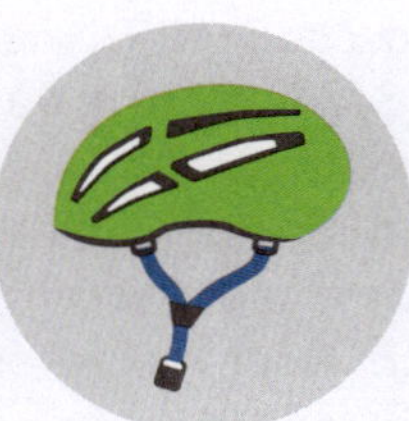

Radfahren

Schwimmen

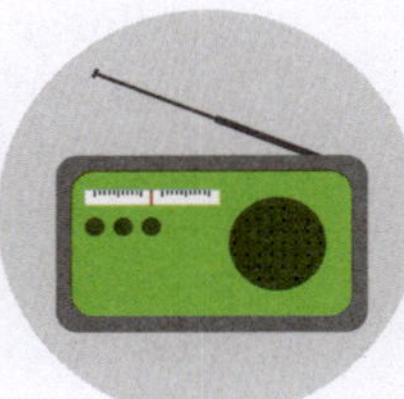

Tanzen

Eine gesunde Ernährung im Blick behalten

Wie Bewegung ist auch die Ernährung in der Lage, das Wohlbefinden und die Gesundheit zu unterstützen.

Essen und Trinken sind lebensnotwendig und gut für die Seele. Das gilt ganz besonders auch für Menschen mit Demenz. Im fortgeschrittenen Stadium werden oft Mahlzeiten vergessen oder nicht auf ausreichende Trinkmengen geachtet. Viele Menschen mit Demenz sind daher eher untergewichtig. Nach Studien leiden bereits im leichten bis mittelschweren Stadium einer Demenz 40 Prozent der Betroffenen an ungewollter Gewichtsabnahme.

Die Ursachen sind vielfältig: Neben dem Vergessen von Mahlzeiten wirken sich auch die Schwierigkeiten mit dem Einkaufen und der Essenszubereitung aus. Die veränderte Wahrnehmung spielt ebenfalls eine Rolle. So kann es sein, dass Essen als unwichtig empfunden wird oder Speisen oder Getränke gar nicht mehr als solche erkannt werden. Zudem kann das Gefühl für Hunger und Sättigung im Verlauf der Krankheit verloren gehen. Bei manchen Demenzpatienten verändert sich auch der Geschmackssinn. Essen, das bisher geschmeckt hat, wird beispielsweise als zu sauer empfunden und abgelehnt. Eine weitere Folge des veränderten Geschmacksinns ist Appetitlosigkeit. Es gibt aber auch Menschen mit Demenz, die an Gewicht zunehmen. So kommt es laut Studien bei etwa 20 Prozent zu einer Gewichtszunahme durch übermäßiges Essen. Dazu können ebenfalls mehrere Faktoren beitragen. So können die Betroffenen beispielsweise vergessen, dass sie bereits gegessen haben und nehmen dann zu viele Mahlzeiten zu sich. Oder sie stellen die Ernährung auf kalorienhaltiges Fastfood oder Süßigkeiten um.

Bei einem Ernährungsdefizit kommt es zu einer Mangel- oder Unterernährung, dem Körper reicht also die zugeführte Ernährung nicht, um ausreichend Energie, lebenswichtige Nährstoffe und auch

Eiweiß zu bekommen. Von Unterernährung sprechen wir, wenn die tägliche Energiezufuhr über einen längeren Zeitraum unter der Mindestmenge liegt, die für die Aufrechterhaltung eines gesunden Mindestgewichts als ausreichend angesehen wird. Der Bedarf für einen gesunden Erwachsenen liegt laut Welternährungsorganisation bei etwa 2 100 Kilokalorien pro Tag, bei älteren Menschen bei etwa 1 700 bis 1 900 Kilokalorien, da sich bei ihnen der Grundumsatz verlangsamt und weniger Muskelmasse vorhanden ist. Der tägliche Kalorienbedarf ist auch abhängig von der körperlichen Belastung. Wer sich mehr bewegt, benötigt auch mehr Kalorien. Gerade im mittleren Erkrankungsstadium leiden viele Menschen an Angst und fühlen sich unter Stress, wandern ruhelos herum und können nicht still sitzen. Ihr Kalorienbedarf kann damit deutlich höher liegen als bei gesunden älteren Menschen, bei einigen ist er sogar doppelt so hoch.

WAS DER BMI AUSSAGT: Der Body-Mass-Index (BMI) ist eine gebräuchliche Formel zur Bewertung des Körpergewichts. Er ergibt sich aus dem Verhältnis des Körpergewichts in Kilogramm und der Körpergröße in Metern zum Quadrat. Untergewicht tritt auf, wenn der Body-Mass-Index (BMI) weniger als 18,5 beträgt. Bei einem BMI zwischen 25 und 29,9 ist man übergewichtig und bei einem BMI über 30 spricht man von Adipositas.

Eine Unterernährung führt zu Schwäche und Müdigkeit. Die Betroffenen haben nicht mehr ausreichend Energie und werden antriebslos. Durch die verminderte Bewegung baut sich verstärkt Muskelmasse ab und es kommt zu weiteren körperlichen Einschränkungen. Gerade für Menschen mit Demenz ist das fatal, da sie sich dann ohnehin schon weniger bewegen und ihre körperlichen Aktivitäten einschränken. Daher sollte man rechtzeitig gegensteuern, wenn man bemerkt, dass sich das Gewicht reduziert. Eingeschränkte Beweglichkeit kann erhebliche Folgen haben. Dazu gehören ein unsicherer Gang, die damit verbundene erhöhte Sturzgefahr und letztendlich sogar Bettlägerigkeit. Außerdem erhöht sich das Risiko für Atemwegsinfektionen. Unterernährung und Eiweißmangel können zudem die Funktionsfähigkeit von Herz und Lunge beeinträchtigen. Gegen Untergewicht kann man aber einiges tun. Eine Umstellung der Ernährung auf kalorienreichere Kost und regelmäßige Mahlzeiten können beispielsweise helfen. Eine Ernährungsberatung kann Sie dabei unterstützen, Mangelzustände zu vermeiden.

Ernährungsberatung unterstützt

Mittlerweile gibt es in fast jeder größeren Stadt Ernährungsberater. Wenn der Arzt dafür eine Notwendigkeit sieht und eine entsprechende Bescheinigung ausstellt, übernehmen auch die gesetzlichen Krankenkassen bis zu 85 Prozent der entstehenden Kosten. Die Suche ist dabei gar nicht schwierig, so bietet etwa die Deutsche Gesellschaft für Ernährung ein großes Netzwerk von Beratern und Beraterinnen in ganz Deutschland (www.dge.de/beratung/).

Grundsätzlich gilt für die Ernährung von Menschen mit Demenz das Gleiche wie für ältere Menschen ohne Demenz. Ziel ist eine ausgewogene Ernährung, die Energie und Nährstoffe in ausreichender Menge enthält und den besonderen Anforderungen spezifisch gerecht wird. „Besonders" bedeutet: Ältere Menschen benötigen weniger Kalorien pro Tag, da sich mit zunehmendem Alter die Zusammensetzung des Körpers verändert. Der Anteil der Muskelmasse nimmt ab, während der Anteil des Fettgewebes steigt. Der Bedarf an Nährstoffen, also Kohlenhydraten, Vitaminen, Fetten und Eiweiß bleibt aber gleich. Daher muss bei der Auswahl der Speisen darauf geachtet werden, dass sie möglichst viele Nährstoffe, aber bei Übergewichtigen weniger gesättigte Fett enthalten. Ausreichend Ballaststoffe sorgen für eine geregelte Verdauung. Fleisch, Fisch, Milchprodukte wie Quark, Eier, Hülsenfrüchte wie Soja, Linsen und Erbsen sowie Getreideprodukte sind reich an Eiweiß.

Bei Untergewicht sollten zunächst Lebensmittel mit hohem Energie- und Nährstoffanteil und bei Bedarf energieangereicherte Speisen angeboten werden. Dazu eignen sich beispielsweise hochwertige Pflanzenöle, wie Raps-, Walnuss, Lein- oder Sojaöl sowie Nüsse. Idealerweise verteilt man mehrere kleinere Mahlzeiten über den Tag und gestaltet sie möglichst abwechslungsreich: auf dem Speiseplan sollten Brot, Kartoffeln, Reis, Hülsenfrüchte, Obst und Gemüse, Fisch, etwas Fleisch, Eier, fettreicher Joghurt, Milch oder fettreicher Käse stehen. Auch ein Glas Wein oder Bier sind erlaubt. Um den Kalorienanteil zu erhöhen, eignen sich zusätzlich vitaminhaltige Obstsäfte zwischen den Mahlzeiten.

Auch bei übergewichtigen Betroffenen sollte auf einen ausgewogenen Speisezettel geachtet werden. Lebensmittel, die Kohlenhydrate liefern, sind Brot, Kartoffeln, Reis und Nudeln und sollten nur in Maßen gegessen werden. In den Mittelpunkt sollten Gemüse, eiweißhaltige Produkte wie Käse, Joghurt und Milch sowie in Maßen Fleisch, Fisch und Eier rücken. Nüsse enthalten essenzielle

Fettsäuren. Obst und Salate liefern wichtige Nährstoffe und Vitamine. Fürs Abnehmen achtet man beim Einkaufen auch vermehrt auf die farbigen Etiketten, die auf vielen Lebensmittelverpackungen abgebildet sind, den sogenannten Nutri-Score. Ein hervorgehobenes grünes A steht für einen hohen ernährungsphysiologischen Wert, also vitaminhaltig, fett- und zuckerarm, ein rotes E für das Gegenteil. Daher wählt man bevorzugt Lebensmittel mit grünem A, wenn man abnehmen möchte. Natürlich soll es auch schmecken. Viele Menschen mit Demenz verlieren zunehmend die Fähigkeit, ihre Wünsche in Bezug auf die Mahlzeiten mit Worten mitzuteilen. Kann das Essen nicht mehr selbst zubereitet werden, sollten daher die Angehörigen oder das Pflegepersonal herausfinden, was die bisherigen Lieblingsspeisen oder Getränke waren. Das erfordert viel Geduld und Fingerspitzengefühl, lohnt sich jedoch. Essen bedeutet Lebensfreude und für viele ist es der Höhepunkt des Tages. Und wenn dann tatsächlich das Lieblingsessen auf dem Tisch steht, kann das wahre Glücksgefühle auslösen. Angehörige und Pflegepersonal sollten daher nach den Lieblingsessen fragen oder Rezepte aus der Jugendzeit des Betroffenen probieren.

Das Auge isst mit

Die Optik der Mahlzeiten kann eine wichtige Rolle spielen. Helle Nahrungsmittel wie Hühnerfleisch oder Kartoffeln sind von Demenzpatienten oft nur schwer als Essen zu erkennen. Besser zu identifizieren sind dagegen kräftige Kontraste, etwa Salat und buntes Gemüse. Auch Teller in kräftigen Farben können den Appetit anregen und dafür sorgen, dass das Essen besser angenommen wird. Eine angenehme und ruhige Umgebung sowie ein schön gedeckter Tisch sind ebenfalls genussfördernd, selbst die Farbe der Tischdecken kann eine Rolle spielen: Besser sind einfarbige, da bunte Drucke oft als Flecken wahrgenommen werden. In Gesellschaft und mit ausreichend Zeit zu essen, verbessert nicht nur das soziale Zusammenleben, sondern bietet den Betroffenen auch den Vorteil, dass sie sich von den Tischnachbarn abschauen können, welche Speisen mit der Gabel oder dem Löffel gegessen werden. Zudem kann so besser erkannt werden, was noch schmeckt und was nicht.

Nicht zuletzt spielt die Konsistenz der Speisen eine Rolle dabei, ob die Demenzkranken noch selbstständig essen können. Sehniges

Fleisch, Fische mit Gräten oder faserige Gemüse wie Spargel oder Artischocken können nur schwer zerteilt oder gekaut werden. Nusskerne oder Streusel in den Nachspeisen können irritieren und das Gefühl entstehen lassen, dass ungenießbare Teile im Essen enthalten sind. Das kann auch für kernige Haferflocken oder Cornflakes gelten, die unangenehm am Gaumen kleben können.

Im Verlauf der Erkrankung geht zudem die Fähigkeit verloren, mit Messer und Gabel umzugehen. Auch das sollte bei der Ernährung berücksichtigt werden. Eine Möglichkeit bieten dann kleine Häppchen oder Fingerfood, beispielsweise Hackfleischbällchen, die mit den Fingern gegessen werden können.

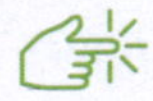

VITAMINPRÄPARATE HILFREICH? Bei Nahrungsergänzungsmitteln ist Zurückhaltung angesagt und auf jeden Fall eine Absprache mit dem Arzt. Über einen Bluttest kann er ermitteln, ob die Einnahme wirklich sinnvoll erscheint. Denkbar sind Vitamin-D-Präparate, da bettlägerige Patienten bisweilen einen Mangel aufweisen, oder Eiweißpulver bei einem entsprechenden Mangel an dieser Stelle. Außerdem kann eine Ergänzung mit B-Vitaminen und Omega-3-Fettsäuren sinnvoll sein.

Für Gehirn und Co: Viel trinken ist wichtig!

Menschen mit Demenz sollten auf eine ausreichende Flüssigkeitszufuhr achten, da dies für ihre Gesundheit und ihr Wohlbefinden von entscheidender Bedeutung ist. Allerdings können Menschen mit Demenz Schwierigkeiten haben, ihren Durst zu erkennen oder anderen verständlich zu machen. Manche vergessen auch einfach, dass sie nicht oder zu wenig getrunken zu haben. Dadurch besteht ein erhöhtes Risiko für Dehydratation, also ein Austrocknen des Körpers. Dies kann bereits nach wenigen Stunden zu Verwirrung, Schwäche und Schwindel führen. Dehydration verstärkt zudem die Symptome einer Demenz mit Gedächtnisproblemen und Konzentrationsstörungen.

Für ältere Menschen werden etwa 1,2 bis 1,5 Liter Flüssigkeit pro Tag empfohlen. Bei starkem Schwitzen, Durchfall oder

Erbrechen oder bei Erkrankungen wie Diabetes oder Nierenerkrankungen ist der Flüssigkeitsbedarf deutlich höher. Ausreichende Flüssigkeitszufuhr unterstützt dabei zum einen die Gehirnfunktion. Zum anderen hilft sie, Harnwegsinfektionen zu vermeiden, die bei Menschen mit Demenz oft zu akuten Zustandsverschlechterungen führen können und dann manchmal Krankenhauseinweisungen zur Folge haben. Zudem kann Dehydration Muskelschwäche und Müdigkeit verursachen. Durch ausreichendes Trinken bleiben die Muskeln besser funktionstüchtig, was wiederum die Mobilität und Selbstständigkeit fördert. Nicht zuletzt verringert sich das Risiko für Verstopfung und andere Verdauungsprobleme, wenn ausreichend getrunken wird. Dies erleichtert die Pflege und verbessert die Lebensqualität.

Man sollten darauf achten, als Durstlöscher Mineral- und Trinkwasser sowie (ungesüßte) Kräuter- und Früchtetees oder Suppen anzubieten. Die Geschmackswahrnehmung kann sich auf Grund der Demenz verändert haben. Wenn süße Getränke bevorzugt werden, können Kaffee, Tee und sonstige Getränke auch gesüßt werden. Selbst Bier ist eine Möglichkeit, den Flüssigkeitsbedarf zu decken, allerdings sollte es dann die alkoholfreie Variante sein. Ein Tipp ist, an möglichst vielen Stellen Wasserflaschen aufzustellen. Hilfreich kann es auch sein, Wasser zu aromatisieren, damit es den Betroffenen besser schmeckt.

DEHYDRATION ERKENNEN: Typische Symptome, die in den ersten Stunden einer Dehydration auftreten, sind Schwindel, Kopfschmerzen, Verwirrtheit, ein allgemeines Schwächegefühl und Herzrasen. Darüber hinaus wird eine Dehydration häufig von Übelkeit und Erbrechen, Angstgefühlen und starkem Schwitzen begleitet. Oft erkennt man, dass die Haut trocken ist, man kann „stehende Hautfalten“ beobachten, wenn man leicht die Oberhaut am Unterarm zusammendrückt. Auch die Lippen und Schleimhäute erscheinen oft trocken.

Bei Menschen mit Demenz kann Dehydration manchmal als Verschlechterung der Erkrankung fehlinterpretiert und übersehen werden. Nicht selten werden ältere Menschen mit akuten Verwirrtheitszuständen ins Krankenhaus eingeliefert und müssen dann Flüssigkeitsinfusionen erhalten. Wenige Stunden später sind sie dann aber wieder vollständig orientiert.

Besser leben! Ihr seelisches Wohlbefinden

Der Seele muss es gut gehen.
Wer musiziert und tanzt,
tut viel für die Gesundheit
und das innere Gleichgewicht!

Während die Ergotherapie ein wesentlicher Bestandteil der nicht-medikamentösen Ansätze bei Demenz ist, gibt es darüber hinaus weitere Möglichkeiten, die Betroffenen zu aktivieren und ihnen sanfte Therapiemöglichkeiten zu bieten. Infrage kommen hier vielfältige Angebote auf Gebieten wie Musik-, Kunst- und Aromatherapie. Auch die Psychotherapie kann eine wichtige Rolle spielen.

Die Klänge der Erinnerung

Mit Musiktherapie, die häufig in Kliniken und Heimen angeboten wird, kann aktiv gegen das Vergessen angearbeitet werden. Musik spricht fast alle Menschen emotional an und beeinflusst die Stimmung. Sie kann Erinnerungen wecken und so schon vergessen Geglaubtes wieder zum Leben erwecken. Bisweilen ist bei Menschen mit Demenz sogar zu beobachten, dass Musik ihre Depressionen mildert. Bei der Musiktherapie musizieren und singen die Teilnehmenden gemeinsam unter Anleitung eines erfahrenen Therapeuten und sie sprechen über die Musik. Selbst Menschen mit schwerer Demenz können bei bekannten Liedern aus ihrer Kindheit oder Jugend mitsingen oder mitsummen. Musiktherapie kann als Einzel- oder Gruppentherapie durchgeführt werden. Durch das Hören bekannter Musikstücke aus der Vergangenheit des Betroffenen können Erinnerungen an das frühere Leben wieder aktiviert werden. Das trägt zum Identitätserhalt bei und löst Emotionen aus. Musik kann zudem den Herzschlag, den Blutdruck und die Atmung beeinflussen, entspannende Musik auch den Stress reduzieren sowie Angst und Depressionen lindern. Bei der Musiktherapie geht es nicht darum, ein tolles Musikstück zu schaffen, sondern Menschen mit Demenz eine Möglichkeit zu geben, ihre Emotionen auszudrücken oder wieder zu empfinden. Je nach den Fähigkeiten und Bedürfnissen des Betroffenen kann dies aktiv durch Mitsingen oder gemeinsames Musizieren oder passiv durch das Hören von Musik gemacht werden. Die aktive Musiktherapie wird meist als Gruppentherapie angeboten. Beispielsweise werden einfach zu spielende Schlag- und Klanginstrumente wie Triangel, Trommeln, Rasseln oder Xylophone eingesetzt. Der Therapeut beginnt zunächst mit einer Melodie oder gibt den Rhythmus vor, den die Teilnehmer dann aufnehmen und begleiten. Es entsteht also eine Art Unterhaltung ohne Worte, nur mit Klängen. Danach können alle mit dem Therapeuten über die Musik und ihre empfundenen Emotionen sprechen oder, wenn dies noch geht, eigene Lieder vorsingen. Wer kann, sollte gerne noch selbst musizieren.

Musik kann auch gut in den Alltag eingebaut werden. Man kann sich so lange seine Lieblingsmusik anhören, wie es einem gefällt. Oder man singt allein oder gemeinsam mit Freunden und Familie die Lieblingslieder. Studien haben gezeigt, dass Menschen mit Demenz von der Musiktherapie stark profitieren können. Ihre emotionale Ausgeglichenheit kann sich verbessern und Musik kann sich auch auf die Verhaltensstörungen bei Demenz positiv auswirken, indem Angst, Unruhe oder Apathie abgemildert werden. Musiktherapie wird von den Fachgesellschaften als angemessene Behandlungsmethode empfohlen und als sinnvolle Therapieoption eingestuft.

Hochgefühl und Emotionen wecken

Musik wird auch bei der Tanztherapie eingesetzt, die Tanz, Bewegung und Musik nutzt, um das körperliche, emotionale und geistige Wohlbefinden zu fördern. Dabei werden verschiedene Bewegungsformen genutzt, um den Körper zu aktivieren und Emotionen auszudrücken. Dies kann improvisiertes Tanzen, Gruppen- oder Paartanz oder freie Bewegung sein. Tanztherapie ermöglicht es den Teilnehmern, ihre Gefühle und Emotionen durch Bewegung auszudrücken. Dies kann helfen, Stress abzubauen und emotionale Blockaden zu lösen.

IN VERBINDUNG BLEIBEN

Unsere Sinne sind die Verbindung zur Welt und den Menschen um uns. Sie können durch die sogenannte basale Stimulation gefördert und verbessert werden.

Mit den Händen (taktil-haptische Stimulation) Mit gezielten Berührungen den Tast- und Berührungssinn anregen, etwa unterschiedliche Wassertemperaturen, Fühlübungen mit zarten Stoffen.

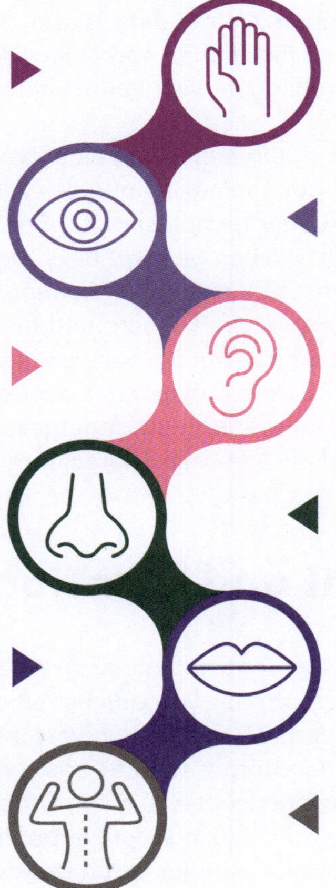

Mit den Augen (visuelle Stimulation) Anregung der optischen Wahrnehmung durch eine bewusste Gestaltung der Umgebung, etwa mit Farbe oder Fotos von vertrauten Menschen.

Mit den Ohren (auditive Stimulation) Den Hörsinn durch die Lieblingsmusik und Stimmen von vertrauten Menschen aktivieren.

Mit dem Geruchssinn (olfaktorische Stimulation) Geliebte Düfte oder Alltagsdüfte wie vom Kochen oder aus dem Garten regen den Geruchssinn an.

Mit dem Geschmackssinn (gustatorische Stimulation) Anregung des Geschmackssinnes durch Lieblingsspeisen und durch starke Geschmäcker von süß-sauer-bitter-umami.

Mit dem ganzen Körper (vibratorische Stimulation) Erfahrung von Körpertiefe und -fülle sowie innerer Stabilität durch Vibration an bestimmten Körperstellen, wie Bauch, Rücken usw.

Die Musik und der Rhythmus unterstützen diesen Prozess, indem sie eine Verbindung zu inneren Empfindungen herstellen. Durch die bewusste Wahrnehmung der eigenen Bewegungen und Körperempfindungen lernen die Teilnehmer, achtsam mit sich umzugehen. Muskeln werden gelockert, Verspannungen gelöst und nicht zuletzt soziale Kontakte fördert. Tanztherapie kann für Menschen mit Demenz daher eine wertvolle und positive Erfahrung sein, weil sie nicht nur das Wohlbefinden und die Lebensfreude der Betroffenen steigert, sondern auch die körperliche Gesundheit. Darüber hinaus ist sie eine schöne und spielerische Art, das Denkvermögen zu schulen.

Die Aromatherapie wiederum ist eine alternative Therapieform, die ätherische Öle verwendet, um das Wohlbefinden zu steigern und Konzentrationsschwierigkeiten, Stimmungsschwankungen, Verhaltens- und Schlafstörungen zu lindern. Diese naturheilkundliche Therapie kann bei Demenzerkrankungen eine attraktive Option sein und gilt als nebenwirkungsarm. Zu achten ist allerdings darauf, dass die eingesetzten Stoffe bei manchen Menschen bei direktem Hautkontakt allergieauslösend und reizend wirken können. Eingesetzt werden beispielsweise Kamille, Lavendel, Melisse, Orangen- und Zedernholz-Extrakte. Die Aromatherapie nutzt diese Öle über die Nase mit Duftlampen oder sanften Massagen. Sie können auch leicht zu Hause eingesetzt werden. Auch wenn in Studien keine eindeutigen Auswirkungen der Aromatherapie nachweisbar waren, können Gerüche unmittelbar Emotionen wecken, da der Geruchssinn eng mit dem Hirnareal gekoppelt ist, das für Gedächtnis und Emotionen zuständig ist. Auf diese Weise kann ein positiver Einfluss angenommen werden.

REIZE OHNE ÜBERFLUTUNG: Den Geruchssinn kann man auch zu Hause oder auf einem Spaziergang aktivieren, indem man ganz bewusst den Geruch des Waldes wahrnimmt. Oder man legt eine kleine Kiste mit Gegenständen an, die man gerne riecht, wie Lavendelsäckchen und Kiefernzapfen oder Gewürze wie Anis und Nelken. Reizüberflutung sollte vermieden werden. Besondere Sinnesreize für 15 bis 20 Minuten mehrmals pro Woche reichen häufig aus.

Das Leben und Lieben nicht vergessen

Eine Demenz kostet Kraft und der geliebte Mensch verschwindet nach und nach. Doch Liebe kann auch dann noch wirken!

Wenn Erinnerungen und Fähigkeiten schwinden, fühlen sich Demenzpatienten oftmals sehr allein. Deshalb ist es wichtig, ihnen so viel gemeinsame Zeit mit Partner und Angehörigen zu schenken wie nur möglich. Das kann ihr Leiden deutlich mindern. Und auch wenn es viel Kraft kostet – der Partner und die Familie können ebenfalls davon profitieren. Verbundenheit und Liebe sind gute Voraussetzungen, damit das Zusammenleben von Paaren und Familienmitgliedern über lange Zeit für beide Seiten befriedigend bleibt, auch wenn einer der Partner an einer Demenz erkrankt ist. Nähe, Körperlichkeit, Zuneigung und Zärtlichkeiten sind existenzielle Grundbedürfnisse jedes Menschen. Unternehmen Sie daher gemeinsam angenehme Dinge und nehmen Sie sich zwischendurch öfter in die Arme oder gehen Sie Hand in Hand spazieren.

Menschen mit Demenz müssen als Person ernst genommen werden, mit all ihren Gefühlen, ihrer Sichtweise und ihrer manchmal ganz eigenen Realität. Ihre Äußerungen, ihr Verhalten und insbesondere ihre Gefühle müssen respektiert werden, denn wenn der Respekt verloren geht, geht häufig auch die Partnerschaft zugrunde. Viele Ehepaare können trotz Demenz noch lange liebevoll zusammenleben und das Leben genießen, auch wenn vielleicht der gemeinsame Lebensabend ganz anders geplant war. Man darf dabei aber weder verschweigen noch vergessen, dass dieses Zusammenleben von beiden Seiten sehr viel Kraft, Geduld und Einfühlungsvermögen erfordert. Auch der gesunde Partner muss darauf achten, dass er sich nicht überfordert und ein für ihn erfülltes Leben lebt.

Sinnvoll ist daher, wenn sich der Partner schon früh über Unterstützungsmöglichkeiten informiert und diese in Anspruch nimmt.

Ausreichende Freizeit und Auszeiten müssen schließlich organisiert werden. Die Unterstützung und Pflege sollten nicht zum einzigen Lebensinhalt werden. Gute Hilfestellungen bieten Selbsthilfe- oder Angehörigengruppen, in denen man sich gegenseitig über die Erfahrungen mit Demenz austauschen kann. Viele Fragen können bereits in diesen Gruppen gelöst werden: Wo bekommt man Hilfe, gibt es finanzielle Unterstützung? Wie stellt man einen Antrag auf Anerkennung einer Pflegestufe? Wo bekommt man Tipps zu weiteren Hilfsangeboten?

WER HILFT NOCH? Unterstützung gibt es etwa in den gerontologischen Beratungsstellen der Krankenkassen oder Pflegestützpunkten. Viele Kliniken, Seniorenheime und auch die Volkshochschulen bieten Kurse für pflegende Angehörige von Patienten mit Demenz an. Auch im Internet gibt es kostenfreie Demenzkurse für Angehörige, die digital und rund um die Uhr verfügbar sind. Auch telefonische Beratung steht zur Verfügung (siehe Seite 148).

Den meisten Angehörigen tut es gut, regelmäßig offen mit anderen, die in der gleichen Situation sind, ihre Probleme zu diskutieren. Sie sind nicht allein auf sich gestellt und können sich in den Gruppen gegenseitig unterstützen. Aber sie müssen auch an sich denken. Helfen kann dabei Sport und die regelmäßige Anwendung von Entspannungstechniken wie Meditation, Yoga oder autogenes Training, die aber meist nur funktionieren, wenn sie bereits geübt werden, bevor Überlastungssymptome auftreten. Sie können dazu beitragen, psychische Anspannung und Stress rechtzeitig abzubauen und idealerweise gar nicht entstehen zu lassen.

Sind eindeutige Warnsignale wie ständige Anspannung und Reizbarkeit, starkes Erschöpfungsgefühl, depressive Zustände oder das Gefühl von Burn-out bereits wahrnehmbar, sollte professionelle Hilfe wie beispielsweise durch Psychotherapie gesucht werden. Dies gilt auch bei stressbedingten körperlichen Symptomen wie Kopf- oder Rückenschmerzen. Möglich sind auch klassische Kuren wegen psychischer und physischer Erschöpfung. Diese Angebote sind möglicherweise aufwendig zu beantragen, aber sie stehen Menschen, die solche Herausforderungen schultern, zu. Sprechen Sie daher mit Ihrem Arzt darüber.

Nähe ist wichtig

Das A und O einer erfüllten Partnerschaft ist eine funktionierende Kommunikation auf allen Ebenen: verbal, nonverbal, körperlich und emotional. Alle Menschen lieben das Gefühl, in einer sich ergänzenden Partnerschaft zu leben, in denen ihre Handlungen, Äußerungen und Gefühle Sinn ergeben. Das betrifft im Übrigen nicht nur „Liebespaare", das gilt auch für enge familiäre und freundschaftliche Verhältnisse. Auch für Menschen mit Demenz im frühen und mittleren Stadium ist dabei viel möglich, damit beide sich auch auf Dauer gut verstehen. Man sollte viel miteinander reden und dabei auf eine ruhige Atmosphäre achten. Fernseher und Radio bleiben zur besseren Konzentration aus. Eine Idee kann auch sein, die Hilfe eines Logopäden in Anspruch zu nehmen, der Kurse für Paare oder Angehörige anbietet, in denen diese lernen können, in einfachen und leicht verständlichen Sätzen zu reden und auch die nonverbale Kommunikation durch Mimik, Gestik und Berührungen besser zu nutzen.

Auch wenn der eine Partner aufgrund seiner Erkrankung die Inhalte eines Gesprächs vielleicht nicht mehr verstehen kann, wird er dennoch Emotionen und die Stimmung wahrnehmen. Das kann man immer wieder miteinander üben, vor allem auch zu Hause. Selbst wenn die sprachlichen Fähigkeiten abnehmen, gibt es immer noch andere, die vorhanden sind und gefördert und positiv verstärkt werden sollten. Schreien oder Kindersprache sollten vermieden werden. Manchmal heißt Kommunikation auch, einfach nur füreinander da zu sein, den Betroffenen zu umarmen oder seine Hand zu halten. Auch ein Kuss oder Streicheln können Wunder bewirken. Einfach ausprobieren! Lieben heißt auch, dass man über die kleinen Fehler des Partners hinwegsieht. Wobei in einer Partnerschaft, vor allem wenn einer der Partner an Demenz erkrankt ist, auch mal größere Fehler geschehen. Mit Kritik sollte man sich daher zurückzuhalten und versuchen, konstruktive Lösungen zu finden.

Auch für Alleinstehende kann ein glückliches, sozial reges Leben trotz einer beginnenden Demenz möglich sein. Persönliche Freundschaften und Bekanntschaften sollten daher gepflegt und nicht vernachlässigt werden. Auch der Kontakt zu entfernteren Freunden und Angehörigen, und sei es per Telefon kann, das Leben bereichern. Es gibt aber auch viele Angebote (Seniorentreffen, „Demenzcafés"), die Alleinstehende nutzen können (siehe Seite 134). Das ist sicher nicht immer einfach, aber auch hier kann professionelle Hilfe Unterstützung bieten.

Den Alltag gestalten

Hat man gemeinsame Hobbys, ist das ein guter Ansatzpunkt, um diese gemeinsam auszubauen. Man kann gemeinsam spazieren oder wandern gehen und versuchen, dies so lange wie möglich beizubehalten. Oder man begeistert den Partner für die eigene Freizeitgestaltung. Feste Zeiten helfen, die man am besten in einen Familienkalender einträgt. Auch Urlaubsreisen und sogar Erlebnisreisen sind für Demenzkranke und deren Angehörige möglich. Wer sich Sorgen macht, ob solche Dinge überhaupt noch möglich sind oder ob das nicht eine Überlastung darstellt: Wer bisher Spaß am Reisen hatte und das sehr genossen hat, sollte es einfach versuchen. Rundreisen mit ständig wechselnden Orten oder Reisen in Regionen, in denen im Zweifelsfall keine medizinische Versorgung möglich ist, sind zwar nicht mehr geeignet, aber es gibt auch organisierte Reisen für Demenzpatienten (Adressen findet man beispielsweise auf der Seite der Deutschen Alzheimer Gesellschaft, die auch Urlaubsreisen für Alleinreisende im Programm hat) oder man kennt vielleicht einen Urlaubsort, der einem gefallen hat und in dem man sich gut auskennt.

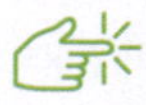

BERUF UND PFLEGE VEREINBAREN: Viele Menschen sind noch berufstätig, wenn der Partner erkrankt. Daher sollte bereits früh mit dem Arbeitgeber gesprochen werden, welche Möglichkeiten bestehen, für eine befristete Zeit die Arbeitszeit zu reduzieren oder eine Auszeit für die Pflege zu nehmen, ohne dass der Job aufgegeben werden muss. Vielleicht ist auch ein vorzeitiger Beginn der Rente möglich, wenn dies finanziell gestemmt werden kann.

Überhaupt steigt die Zahl der speziellen Angebote. Mittlerweile gibt es sogar eigene Tanzkurse für Demenzpatienten und ihre Partner und Wandergruppen für Betroffene und ihre Angehörigen. Tanzen und Wandern machen aber auch Spaß zu zweit. Man kann einfach seine Lieblingsmusik auflegen und wenn man Lust hat, tanzt man zusammen. Wer gerne singt oder Musik macht, schaut nach Chören und Musikgruppen. Oder man nimmt gemeinsam an einer Tanztherapie teil. Vielleicht findet man auch ein neues gemeinsames Hobby wie Malen oder puzzeln. Vielleicht macht es Spaß, einen gemeinsamen Kochkurs zu besuchen. Ist man bisher gemeinsam in die Kirche

WARNSIGNALE ERNST NEHMEN

Es gibt Signale, die Ihnen zeigen, dass Sie überlastet sind. Bleiben Sie ehrlich zu sich und nehmen Sie Hilfe an.

- ○ Sie haben ständig das Gefühl, nicht alles zu schaffen – dass noch viel mehr zu tun ist. Die To-do-Listen werden übermächtig.
- ○ Sie sind leichter reizbarer und verlieren öfter die Beherrschung, beginnen zu weinen, zu schreien oder werden sogar handgreiflich.
- ○ Sie sind immer häufiger gesundheitlich angeschlagen.
- ○ Sie nehmen stark ab, fühlen sich schlapp und lustlos. Sie sind ständig müde und erschöpft, leiden an Schlafstörungen.
- ○ Sie haben Schmerzen, ohne dass der Arzt eine Ursache finden oder eine Diagnose stellen kann.
- ○ Freunde und Nachbarn sprechen Sie darauf an, dass Sie sich verändert haben.
- ○ Sie ziehen sich immer mehr von Freunden und Verwandten zurück.

Auch eine Psychotherapie kann gegebenenfalls eine Hilfe sein, wenn das Gefühl der Hilflosigkeit anhält und verstärkt belastet. Eine Psychotherapie kann dazu beitragen, vor der Demenzerkrankung und den täglichen Herausforderungen nicht zu resignieren. Dies gilt insbesondere für die Angehörigen, die meist dringend auf Unterstützung angewiesen sind, denn die Pflege eines Angehörigen mit Demenz ist oft eine große körperliche und psychische Belastung. Angehörige können daher von einer professionellen Unterstützung im Rahmen einer Psychotherapie gut profitieren. So kann sie beispielsweise dabei helfen, mit negativen Gefühlen gegenüber dem Demenzkranken umzugehen, die oft ein Ausdruck von Überlastung sind. Das fördert zudem das Verhältnis zwischen pflegenden Angehörigen und den Betroffenen und nützt damit allen Beteiligten. Plätze für Psychotherapie sind oft schwer zu bekommen. Wenn aber die Belastung durch die Situation so groß wird, dass ernsthafte Krankheitssymptome (siehe Sonderseite Anzeichen einer Depression, siehe Seite 26) auftreten, sollte man seinen Arzt ansprechen, ob eine Psychotherapie nicht Sinn ergeben könnte.

gegangen, spricht nichts dagegen, dies auch weiterhin fest einzuplanen. Wichtig ist, dafür Sorge zu tragen, dass es beiden gut geht und sich der Alltag so weit wie möglich auch für den Demenzpatienten weiterhin „normal" anfühlt. Auch gemeinsame soziale Kontakte sollte man wegen der Erkrankung nicht vernachlässigen. Wer sich in fremder Umgebung unsicher fühlt, kann Familienmitglieder oder Freunde zu Spielabenden oder zum gemeinsamen Essen nach Hause einladen. Dazu benötigt es kein 3-Gänge-Menü. Freunde freuen sich bestimmt über Hausmannskost, wenn diese bevorzugt wird, oder eine Familienpizza, die man sogar mit den Fingern essen kann. Gut sind Rituale und gemeinsame Strukturen. So kann man den Partner regelmäßig in den Arm nehmen und sich küssen, wenn einer aus dem Haus war und wieder zurückkommt.

Eine angespannte und komplizierte Beziehung kann sich dagegen negativ auswirken. Ärger und Anspannung nehmen auch Menschen mit Demenz trotz ihrer Einschränkungen noch gut wahr. Insbesondere im fortgeschrittenen Stadium, wenn die Pflegesituation immer schwieriger wird und die Paare nicht mehr miteinander reden können, kann es von beiden Seiten zu Aggressionen und sogar zu tätlichen Übergriffen kommen. Spätestens dann muss unbedingt professionelle Hilfe in Anspruch genommen werden. Um die Situation zu lösen, kann ein Pflegedienst oder eine Haushaltshilfe helfen oder eine Inanspruchnahme einer Tagespflegestätte.

(!) **RECHTZEITIG REAGIEREN: Angehörige oder Partner sollten sich bei der Pflege nicht von Schuldgefühlen leiten lassen. Wenn man den Eindruck hat, dass das, was geleistet werden muss, die eigenen Leistungsgrenzen übersteigt, sollte man rechtzeitig weitere Unterstützung durch Pflegedienste einholen.**

Wie Sie Konflikte lösen

Die Betreuung eines Demenzpatienten ist herausfordernd und bringt viele Menschen an die Grenzen ihrer Belastbarkeit. Auch hier kann professionelle Beratung dazu beitragen, dass Paare lernen können, mit diesen Situationen umzugehen, ohne dass die Situation eskaliert. Beispielsweise glauben viele Betroffene mit Demenz, dass sie bestohlen wurden, wenn sie bestimmte Gegenstände nicht mehr finden, weil sie sie an anderen Orten als sonst abgelegt haben. Die Folgen sind Misstrauen und bisweilen auch Aggressionen. Es kann dann helfen, gemeinsam zu suchen und den Gegenstand an einer Stelle zu finden, an der der Betroffene noch nicht nachgesehen hat.

Die Demenzerkrankung eines Partners in einer Ehe oder einer Lebensgemeinschaft führt nicht selten zu solchen und anderen Konflikten. Das ist völlig natürlich. Der eine Partner „verändert" sich, „funktioniert" nicht mehr wie früher, verhält sich ungewöhnlich. In vielen Fällen sind die Partner schon seit Jahrzehnten zusammen und die Demenzerkrankung stellt viele Gewohnheiten in Frage. Psychologisch gesprochen bedeutet die Erkrankung eines Partners einen Rollenwechsel für beide Beteiligten.

Gerade zu Beginn einer Erkrankung (und vor der Diagnosestellung) kommt es oft zu erheblichen Konflikten. Der „gesunde" Partner weiß ja oft nicht, wie die Veränderungen beim anderen zu Stande kommen. Auch deshalb ist eine frühzeitige Diagnose wichtig. Oft hilft sie, die aus Ungewissheit resultierenden Konflikte ein Stück weit aufzulösen. Aber das heißt natürlich nicht, dass die Probleme mit der Diagnosestellung erledigt sind. Der Betroffene fühlt sich oft bevormundet oder zu Unrecht kritisiert, der andere verzweifelt vielleicht an den Unzulänglichkeiten des Partners, da er das über viele gemeinsame Jahre hinweg anders erfahren hat. Oft hilft es beiden Partnern bereits, sich diese Probleme bewusst zu machen. Für den Betroffenen ist dies natürlich unter Umständen sehr schwierig, manchmal vielleicht auch unmöglich. Der „gesunde" Partner muss lernen, mit der neuen Rollenverteilung umzugehen. Dabei können beispielsweise Kurse für Angehörige von Demenzerkrankten helfen. Es gibt auch entsprechende Selbsthilfegruppen, die über die Deutsche Alzheimer Gesellschaft ermittelt werden können (siehe Seite 171).

UNTERSTÜTZUNG NICHT IMMER EINFACH: Viele der genannten Therapieoptionen sind nur begrenzt oder in ländlichen Regionen gar nicht verfügbar. Oft werden Angebote aber nicht nur von professionellen Therapeuten gemacht, sondern es gibt sie auch von karitativen Einrichtungen, Vereinen, in Seniorenheimen, von Privatpersonen. Die Deutsche Alzheimer Gesellschaft ist Ansprechpartner bei der Suche nach geeigneten Möglichkeiten.

STRUKTUR UND HILFE FÜR DEN ALLTAG

Menschen mit Demenz können nicht auf Dauer alleinleben. Sie brauchen Unterstützung, um weiterhin aktiv am Leben zu Hause teilhaben zu können. Dafür gibt es viele sinnvolle Angebote, um es allen Beteiligten einfacher zu machen.

Orientierung im privaten Umfeld schaffen

Je schwieriger das Leben mit Demenz wird, desto mehr Unterstützung ist nötig. Für den Alltag zu Hause gibt es verschiedene Ideen und Angebote.

Mittlerweile gibt es eine ganze Menge an Hilfsangeboten, um lange im eigenen Zuhause leben zu können. Ambulante Pflegedienste, Demenzbegleiter, ehrenamtliche Helferinnen oder Tagespflegeeinrichtungen können dabei eine große Hilfe sein. Schwieriger ist es, an diese Angebote heranzukommen. Zum einen ist die Vielfalt des Angebots nicht überall verfügbar, gerade in ländlichen Regionen, aber auch in vielen kleinen und mittelgroßen Städten. Zum anderen muss es für die individuelle Situation passen und finanzierbar sein.

Wie also müssen oder sollen Wohnung, Alltag und Unterstützung gestaltet werden, um möglichst lange selbstbestimmt leben zu können? Wichtig ist dabei auch, darüber nachzudenken, wie die Wohnsituation aussieht. Fühlen sich die Betroffenen allein noch sicher in ihrer Wohnung? Sollte die Wohnung besser an die jeweiligen Bedürfnisse angepasst werden? Kann ein Angehöriger miteinziehen oder ist eine Unterstützung durch einen Pflegedienst noch ausreichend? Vielleicht ist auch ein Umzug in eine altersgerechtere Wohnung, ein Pflegeheim oder eine Demenz-Wohngemeinschaft eine Möglichkeit.

Aber: Menschen mit Demenz können sich oft nur schwer an die Umgebung anpassen, deshalb muss sich die Umgebung an den Bedürfnissen der Betroffenen orientieren. Eine professionelle Wohnraumberatung etwa zielt darauf ab, die vertraute Umgebung zu erhalten, die Selbstständigkeit zu fördern und die Sicherheit zu erhöhen. Sie berücksichtigt die individuellen Bedürfnisse des Betroffenen und kann dazu beitragen, den Alltag für Menschen mit Demenz und ihre Angehörigen zu erleichtern. Sie soll das Wohlbefinden fördern und die Orientierung innerhalb der eigenen Umgebung erhöhen.

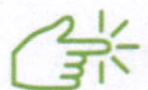

WOHNKOMFORT ERHALTEN: In den Beratungsstellen für Demenzerkrankte wird die Wohnraumberatung, die sogenannte Milieutherapie, großgeschrieben. Speziell geschulte Berater kommen nach Hause und schauen sich gemeinsam mit dem Betroffenen und den Angehörigen genau an, wie der Wohnraum sicherer gestaltet werden kann. Wohnberater in der Nähe sind auf der Internetseite www.wohnungsanpassung-bag.de unter dem Suchwort „Wohnberatung" gelistet.

Die Wohnung sicher gestalten

Die meisten Unfälle passieren zu Hause, dies gilt für Menschen mit Demenz in besonderem Maße. Ihre kognitiven Beeinträchtigungen und die damit möglicherweise verbundenen motorischen Einschränkungen erhöhen das Risiko für Stürze und Verletzungen erheblich. Deshalb ist es wichtig, den Wohnraum so sicher wie möglich zu gestalten. Es gibt viele Möglichkeiten, die Wohnung barrierefreier und demenzgerechter auszustatten. Am Anfang einer Demenz sollte man daher selbst einen kritischen Blick auf die Sicherheit innerhalb der eigenen vier Wände werfen. Ist alles, was in der Wohnung steht, wirklich notwendig oder wäre es nicht besser, sich von einigen überflüssigen Dingen zu verabschieden, um einen sicheren und barrierefreien Durchgang durch die Wohnung zu gewährleisten? Oft können weniger Möbel, Teppiche oder Stehlampen den Weg durch die Wohnung erleichtern und die Sturzgefahr eindämmen. Ein Wohnraumberater kann dabei sehr hilfreich sein. Er hat eine objektive Sichtweise auf die verschiedenen Einrichtungsgegenstände und kann bei verschiedenen Entscheidungen wichtige Hinweise geben:

1 **STOLPERFALLEN VERMEIDEN:** Müssen im Wohnzimmer wirklich Sitzgelegenheiten für zehn Personen vorhanden sein oder reichen vielleicht nur noch ein Sofa und zwei Sessel? Alle Möbel sollten stabil und kippsicher sein. Stehlampen können durch Deckenlampen ausgetauscht werden und stehen dann nicht im Weg oder werden aus Versehen als (instabile) Haltegriffe verwendet. Herumliegende Elektrokabel können so gebündelt werden, dass niemand darüber stolpern kann. Lose Teppiche können durch

rutschfeste Unterlagen sicherer gemacht werden. Stufen können durch Rampen ersetzt oder, falls dies nicht möglich ist, deutlich gekennzeichnet werden. Bei rutschigen oder steilen Treppen ist eine Belegung mit Teppichstufen und das Anbringen von Handläufen auf beiden Seiten sinnvoll. Vielleicht ist ein Treppenlift notwendig? Sind die Türen in der Wohnung breit genug? So kann es beispielsweise hilfreich sein, die Türen auszuhängen, sodass die Räume für die Betroffenen leichter zugänglich sind und sie direkt erkennen, wo sie sind, ohne erst eine Tür öffnen zu müssen. Andererseits können Räume, die nicht benötigt werden, dunkel gehalten oder eine dunkle Matte davorgelegt werden. Abgeschlossene Türen können dagegen oft zu Konflikten führen, wenn die Betroffenen versuchen, dann mit aller Kraft in die Räume zu gelangen oder stundenlang an den Türen rütteln. Das kann nicht nur die Demenzkranken verunsichern und zu Aggressionen führen, sondern rüttelt auch an den Nerven der Angehörigen oder Pflegepersonen. Hat der Betroffene Probleme mit dem Gleichgewicht oder ist das Gehen beeinträchtigt, sollte auch der Außenbereich kritisch betrachtet werden. Beispielsweise kann an Außentreppen ein Handlauf angebracht werden, damit der Weg im Treppenhaus oder in den Garten sicher ist.

2 AUF AUSREICHENDE BELEUCHTUNG ACHTEN: Wie sieht es mit der Beleuchtung aus? Ist die Wohnung hell genug, sodass eine Orientierung einfacher ist? Sind Schalter gut sichtbar? In Sachen Licht hat sich in den letzten Jahren vieles verändert. Vielleicht sind die vorhandenen Lampen auch zu dunkel, dann können Birnen oder Strahler mit höherer Leuchtkraft die Sicherheit erhöhen. Wie stellt sich die Situation in der Nacht dar? Nächtliches Umherwandern oder Toilettengänge sind keine Seltenheit. Schalter sind nicht sofort erkennbar, gerade im Dunkeln. Mittlerweile gibt es für Stufen oder dunkle Ecken Lampen oder LED-Streifen, die auf Bewegung reagieren und sich automatisch bei Dämmerlicht einschalten, wenn sich jemand bewegt. Hier kann sich ein Blick in das Lampenangebot lohnen und es sind schnell durchzuführende Veränderungen, die viel Sicherheit bringen.

3 SICHERHEIT GEHT VOR: Mit kritischem Blick sollten alle Verletzungsmöglichkeiten gesucht und idealerweise beseitigt werden. So gibt es beispielsweise die Möglichkeit, scharfe Kanten abzurunden. Messer, Scheren und andere scharfe Gegenstände sollten in verschlossenen Schubladen oder speziellen Messerblöcken

DIE SICHERE WOHNUNG

Prüfen Sie, ob Sie bei Ihrem Zuhause vielleicht etwas verändern können. So können Sie die Orientierung erleichtern und Sicherheit bieten.

Sprechen Sie über die Veränderungen!

Zu schnelle, zu viele Veränderungen im Umfeld können zusätzlich verwirren und zu Konflikten führen. Nehmen Sie sich die Zeit, darüber zu sprechen.

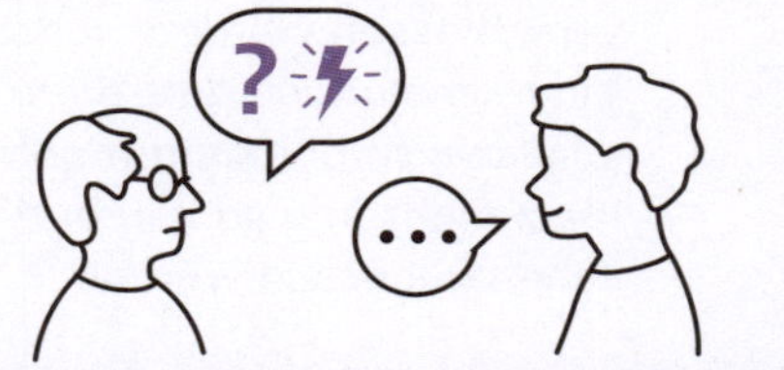

Orientierung und Sicherheit geben

1. Ausreichende Beleuchtung und helle Räume ermöglichen eine sichere Orientierung. Nutzen Sie sensorische Lichtquellen für die Nacht, das gibt Sicherheit im Dunkeln und reduziert Unfälle.
2. Bilder und Beschriftungen an Schränken und Türen helfen, Gegenstände und den richtigen Raum zu finden.
3. Handläufe an Treppen und Haltegriffe im Badezimmer geben Sicherheit und ermöglichen einen leichten Aufstieg.

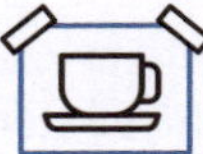

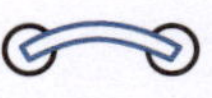

Reduzieren Sie Gefahrenstellen

Teppiche, Matten, Kabel – entfernen Sie Stolperfallen und vermeiden Sie so gefährliche Stürze.

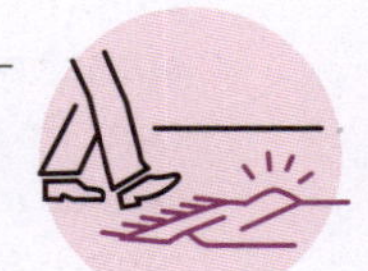

Medikamente, giftige Substanzen und gefährliche Gegenstände sollten Sie gut sichern.

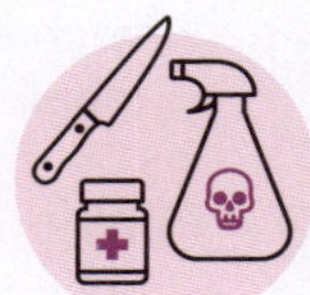

Rauchmelder, CO_2-Melder und Abschaltsicherungen an elektrischen Geräten geben Sicherheit, falls diese Feuer fangen oder einen Schwelbrand auslösen.

aufbewahrt werden, um Verletzungen vorzubeugen. Fenster und Balkone sollten gegen Stürze gesichert sein. Rauchmelder an der Decke sollten idealerweise, wie gesetzlich mittlerweile in allen Bundesländern vorgeschrieben, in den Räumen, in denen Personen schlafen sowie den Fluren vorhanden sein. Es sollte darauf geachtet werden, dass diese auch tatsächlich funktionieren, damit bei einem Brand rasch reagiert werden kann. In Küchen und Badezimmern besteht zwar keine Rauchmelderpflicht, bei Demenzpatienten sollte aber auch dort aus Sicherheitsgründen ein Rauchmelder installiert sein. Mittlerweile gibt es auch Modelle mit Funk, die im Falle einer Rauchentwicklung ein Signal an die Haustechnik-Zentrale schicken und im Notfall automatisch die Telefonnummer eines Angehörigen wählen. Medikamente und giftige Stoffe wie Reinigungsmittel sollten sicher verschlossen werden, sodass bei fortgeschrittener Demenz keine Verwechslungen auftreten. Giftpflanzen in Haus und Garten, beispielsweise Engelstrompeten, haben bei Demenzkranken keinen Platz mehr und sollten entfernt werden, damit sie nicht aus Versehen gegessen werden.

4 IRRITATIONEN VERMEIDEN: Nicht nur zu plötzliche Veränderungen können zu Irritationen führen. Mustertapeten mit großen verschlungenen Formen sollten vermieden werden, da sie Wahnvorstellungen begünstigen können. Dies gilt ebenfalls für entsprechend gemusterte Gardinen und Teppiche. Auch Spiegel können zum Problem werden. Wenn der Betroffene irgendwann vergisst, wie er im Moment aussieht und sich nur noch an seine Jugend erinnert, kann er erschrecken, wenn er in den Spiegel blickt und dort plötzlich jemanden völlig Fremden sieht, während er sich selbst noch als gerade 20-Jährigen vor Augen hat. Spiegel sollten wenn möglich abgehängt werden, wenn dieser Fall eintritt.

Wichtig ist aber bei allem, dass die Funktion der vorhandenen Möbel und das Wohngefühl an die Bedürfnisse des Betroffenen angepasst werden und er sich weiter in seiner Wohnung wohlfühlt. Die Umbaumaßnahmen oder Veränderungen des Wohnumfelds sollten in kleinen Schritten durchgeführt werden und nicht alles auf einmal passieren. Schließlich soll der Betroffene sich darin zurechtfinden und nicht durch zu große Veränderungen verunsichert werden. Natürlich gelten bei diesen Planungen die Bedürfnisse der Angehörigen! Es gilt bei allem einen guten Mittelweg zu finden, sodass das neue Umfeld auch zu der emotionalen Lage passt.

Gefahren in der Küche minimieren

Insbesondere die Küche ist ein Ort, an dem kleine Veränderungen bereits große Wirkungen haben. So wird das Zubereiten der Mahlzeiten im Stehen für Menschen mit Gleichgewichtsstörungen oder Gehstörungen, wie sie bei Demenzerkrankungen auftreten können, oft mühselig. Bequemer und gleichzeitig sicherer ist daher ein Arbeitsplatz mit Sitzmöglichkeit. Die Höhe der Tische und Stühle sollte dabei so angepasst werden, dass die Betroffenen noch selbstständig aufstehen können. Der Herd und die Kochstelle, die Mittelpunkte jeder Küche, sollten ebenfalls in die Überlegungen miteinbezogen werden. Menschen mit Demenz vergessen häufig, dass die Haushaltsgeräte noch eingeschaltet sind. Einige Herde und Kochstellen stellen sich automatisch aus, wenn sie zu lange an sind oder zu heiß werden. Manche verfügen auch über eine Funktion, bei der ein spezieller Code eingegeben werden muss, um zu kochen, wenn das Kochen alleine zu gefährlich wird. In der Küche lässt sich auch eine Abschaltautomatik zwischen Herd und Steckdose montieren. Es gibt sogar Anwesenheitsdetektoren, mit denen der Herd nur funktioniert, solange eine Person in der Küche ist.

TECHNIK ALS HILFE: Viele elektrische Haushaltsgeräte wie Kaffeemaschinen, Bügeleisen oder Wasserkocher gibt es mit einer automatischen Abschaltautomatik und können so Sicherheit im Haushalt bringen. Alle Haushaltsgeräte, auch der Fernseher, können zudem mit einer Zeitschaltuhr verknüpft werden. Alternativ gibt es digitale Schalter für die Steckdose, die die Stromzufuhr nach einer festgelegten Zeit unterbrechen. Die fortschreitende Technik ist hier also durchaus ein Segen.

Um Verbrühungen durch heißes Wasser zu vermeiden, kann die Heißwassertemperatur gesenkt werden oder bei einem Heißwasserkocher oder -boiler die Temperatur herunterreguliert werden. All dies sollte unbedingt vorab mit dem Betroffenen besprochen werden. Niemand wird gerne vor vollendete Tatsachen gestellt und will oder kann sich einfach mal so auf einen neuen Herd einstellen oder, wenn Kochen das Hobby ist, sich sogar das Kochen verbieten lassen. Nicht zuletzt sollen die bestehenden Fähigkeiten zur Bewältigung des Alltags ja auch so lange wie möglich erhalten bleiben und die Betroffenen so autonom wie möglich leben.

Sicherheit im Badezimmer

Stürze im Badezimmer zählen zu den häufigsten gefährlichen Momenten im Alltag von Demenzpatienten. Schon frühzeitig sollten daher stabile Haltestangen in der Dusche und neben der Toilette angebracht werden. Es gibt zwar auch Aufstehhilfen für die Badewanne, sogenannte Wannenlifter, die den Einstieg und Ausstieg aus der Wanne erleichtern. Aber ob diese noch im fortgeschrittenen Verlauf bedient werden können, ist fraglich. Eine Badewanne oder Dusche mit hoher Einstiegsschwelle können gegen eine Dusche mit niedrigem Einstieg oder eine ebenerdige Dusche am besten mit Sitzgelegenheit und Haltestangen ausgetauscht werden. Dadurch lässt sich gleichzeitig viel Platz schaffen. Aber auch dies sollte gemeinsam mit dem Betroffenen besprochen werden.

Für viele ist Baden etwas sehr Entspannendes und nicht jeder duscht gerne. Am besten sucht man zusammen mit einem Wohnberater (siehe Seite 148) nach der passenden Lösung. Je rascher das Badezimmer und die anderen Räume an die vorhandenen und vermutlich kommenden Bedürfnisse angepasst werden können, desto besser können sich die Betroffenen daran gewöhnen. Oft ist zudem die Toilette zu niedrig und das Aufstehen beziehungsweise Hinsetzen fallen zunehmend schwerer. Daher kann auch über eine höhere Toilette nachgedacht werden. Eine preisgünstige Alternative sind Toilettensitzerhöhungen, die wie ein neuer Toilettendeckel auf das vorhandene WC aufgeschraubt werden können. Bei Matten in der Badewanne oder Dusche sowie vor dem Waschbecken sollte darauf geachtet werden, dass diese rutschfest sind. Ähnliche Überlegungen gelten auch für den Rest der Wohnung. Fällt das Aufstehen aus dem Bett oder dem Lieblingssessel schwer, können beispielsweise ein elektrisch verstellbarer Lattenrost oder Sitze mit automatischer Aufstehhilfe Abhilfe schaffen. Zur besseren Eingewöhnung gibt es den Lieblingssessel vielleicht ja sogar mit einem ähnlichen Bezug? Oder der alte Sessel kann erhöht werden.

Zuschüsse zur Wohnverbesserung

Die Pflegekasse bietet derzeit einen Zuschuss von bis zu 4 000 Euro für sogenannte wohnumfeldverbessernde Maßnahmen bei Demenzpatienten. Das können der Einbau eines Treppenlifts, die Anpassung des Badezimmers oder andere notwendige Umbaumaßnahmen sein. Leben mehrere Pflegebedürftige in einem gemeinsamen Haushalt, kann der Zuschuss bis zu 16 000 Euro betragen. Zudem besteht aktuell die Möglichkeit, einen Zuschuss oder zinsgünstigen Kredit von der Kreditanstalt für Wiederaufbau (KfW) oder aus örtlichen Finanztöpfen zu erhalten. Der KfW-Zuschuss „Barrierereduzierung" (Programm 455-B) kann für Maßnahmen für mehr Barrierefreiheit in Anspruch genommen werden. Der Zuschuss beträgt bis zu 6 250 Euro pro Wohnung. Der KfW-Kredit (Programm 159) „Altersgerecht Umbauen" ermöglicht es, bis zu 50 000 Euro als Kredit für wohnraumverbessernde Maßnahmen aufzunehmen. Dieser zinsgünstige Kredit steht unabhängig vom Alter zur Verfügung und unterstützt den Umbau, um Barrieren in der Wohnung zu reduzieren.

Viele Städte und Gemeinden bieten zusätzliche Förderprogramme an, um barrierefreies Wohnen zu unterstützen. Diese Programme variieren stark in ihrem Umfang und den Förderbedingungen. Es lohnt sich, bei der örtlichen Stadtverwaltung oder dem Sozialamt nachzufragen. Für Menschen mit geringem Einkommen gibt es unter bestimmten Voraussetzungen Unterstützung durch Wohngeld oder Sozialhilfe. Der Antrag muss bei der örtlichen Wohngeldstelle gestellt werden. Zu den benötigten Unterlagen gehören Einkommensnachweise, Mietvertrag und gegebenenfalls Nachweise über Pflegegrad und gesundheitliche Einschränkungen.

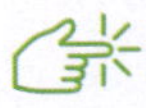

UNTERSTÜTZUNG BEIM WOHNUNGSUMBAU: Bereits beim Antrag eines Pflegegrads prüfen die Gutachter, ob Umbaumaßnahmen in der Wohnung erforderlich sind. Sind diese sehr umfangreich, gehen sie natürlich ins Geld. Bevor mit einem Umbau begonnen wird, sollte daher mit dem Wohnraumberater oder den Beratungsstellen geklärt werden, was von den Pflegekassen übernommen wird. Die Kosten variieren je nach Bundesland und individueller Situation.

Manche Krankenkassen oder Pflegekassen übernehmen auch die Kosten für die Beratung. Einige sind kostenlos (teilweise nur die Erstberatung), andere nicht.

Auch Wohngeld kann indirekt helfen, indem es die Mietbelastung reduziert, sodass finanzielle Mittel für Umbaumaßnahmen zur Verfügung stehen. Direkte Zuschüsse für Umbauten sind durch Wohngeld nicht vorgesehen, aber eine Erhöhung des Wohngeldes aufgrund höherer Mieten nach Umbauten ist möglich. In Härtefällen kann das Sozialamt die Kosten für notwendige Umbaumaßnahmen übernehmen. Umbaukosten können unter bestimmten Voraussetzungen steuerlich abgesetzt werden: Kosten für medizinisch notwendige Umbaumaßnahmen können als außergewöhnliche Belastungen geltend gemacht werden. Auch Handwerkerleistungen sind bis zu einem Betrag von 1 200 Euro pro Jahr von der Steuer absetzbar. So können 20 Prozent der Lohn-, Maschinen- und Fahrtkosten von Handwerkerleistungen direkt von der Steuer abgezogen werden.

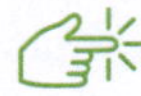

VERGLEICHEN IST GUT: Bevor mit irgendwelchen Umbaumaßnahmen begonnen wird, ist zunächst ein Kostenvoranschlag erforderlich. Es lohnt sich, mehrere Angebote zu vergleichen, denn die Preise und Leistungen variieren. Alle Zuschüsse und Kredite müssen beantragt werden, bevor die Handwerker mit dem Umbau starten.

Orientierung unterstützen

Die Lebensraumgestaltung für Menschen mit Demenz geht über die reine Wohnraumgestaltung hinaus und bezieht sämtliche alltägliche Abläufe der Betroffenen mit ein. Ziel ist es, eine Umgebung zu schaffen, die die physische, emotionale und soziale Gesundheit der Menschen unterstützt und ihr Wohlbefinden fördert. Idealerweise sollten sie klar erkennen können, ob sie sich gerade im Schlafzimmer, Wohnzimmer, Badezimmer oder in der Küche befinden. Dazu müssen die einzelnen Räume zumindest im Anfangsstadium nicht zwangsläufig mit Symbolen oder unterschiedlichen Farben beschriftet sein. Dies kann dann bei fortschreitender Demenz sinnvoll sein, insbesondere Piktogramme zur Kennzeichnung des WCs können helfen. Am Anfang kann das allerdings für Anspannungen sorgen, die Betroffenen fühlen sich nicht mehr ernst genommen. „Hältst du mich für dumm?" ist dann noch einer der harmloseren Kommentare.

Für den Beginn ist eine klare Strukturierung der Wohnung wichtig. Das fördert die Orientierung und damit die Selbstständigkeit: Schon durch einfache Maßnahmen, auch ohne Umbauten, können Plätze in der Wohnung geschaffen werden, die den Tagesablauf des Betroffenen und seine Lebensgeschichte berücksichtigen.

Die Räume sollten dabei in ihrer Funktion eindeutig definiert sein – das Schlafzimmer ist zum Schlafen da, das Wohnzimmer zum Lesen und Fernsehen oder für Spiele, die Küche zum Kochen. Bettdecken im Wohnzimmer können dagegen unter Umständen zu Verwirrung führen, was nicht bedeutet, dass eine gemütliche Ecke zum Ausruhen nicht auch im Wohnzimmer sinnvoll ist. Schön sind dort auch Erinnerungsstücke und alte Fotos, auch das Biografiealbum (siehe Seite 80) kann hier gut zugänglich aufbewahrt werden. Im frühen Demenzstadium kann zudem eine unterschiedliche Farbgebung der Räume die Orientierung und sogar die Stimmung verbessern. Blaue Farben wirken beruhigend, rote Farben aktivierend.

Aber auch hier gilt: Jede Veränderung kann gleichzeitig zu Verunsicherung führen und die bisherigen Räume werden je nach Stadium der Demenz vielleicht nicht mehr als solche erkannt. Professionelle Wohnberater können die Situation hier ebenfalls oft besser abschätzen als Angehörige oder Betroffene. Wohnraumberatung findet auch durch den Pflegedienstberater (MDK, Medicproof) statt, daher ist die Hinzuziehung eines speziellen Beraters oft entbehrlich.

Zusätzliche Realitätsorientierung

Menschen mit Demenz verlieren mit dem Fortschreiten der Krankheit wichtige Bezüge zur Realität, etwa zur Jahres- oder Tageszeit. Sie wissen nicht mehr, in welchem Jahr sie gerade leben oder erkennen die Personen um sie herum nicht mehr. In weit fortgeschrittenen Stadien kann es auch sein, dass die eigenen Kinder nicht mehr erkannt werden. Nicht selten wird sogar nach der Polizei gerufen, wenn Demenzkranke aufwachen und den neben ihnen schlafenden Partner nicht erkennen und für einen Einbrecher halten. Ein Realitätsorientierungstraining kann dazu beitragen, dass Menschen mit Demenz den Bezug zu ihrer Umwelt aufrechterhalten.

Dieses Training wird häufig vom Pflegepersonal eingesetzt und kann dann helfen, die Orientierung und Sicherheit der Betroffenen zu erhöhen. Diese Methode kann auch von den Angehörigen oder Freunden zu Hause genutzt werden. Am sinnvollsten hat sich dabei eine „tagesbegleitende" Realitätsorientierung erwiesen, bei der im Gespräch immer wieder zum Beispiel auf die Tageszeit, das Datum oder die Jahreszeit hingewiesen wird. Auch sollte zumindest am Anfang der Demenzerkrankung oder im mittleren Stadium immer

DEN TAG IM BLICK

Ein Plan bringt Struktur und kann zur Erinnerung wichtiger Termine helfen. Vergessen Sie dabei nicht die schönen Anlässe!

WANN?	WAS IST ZU ERLEDIGEN?	WO?	NICHT VERGESSEN!
10 Uhr	Termin bei Dr. Schmidt	Waldseestr. 13	Unterlagen vom Hautarzt
13:30 Uhr	Physiotherapie	Praxis Helena Muster, Marktgasse 14	
16 Uhr	Kaffee bei Gerda und Hans		Unsere Erdbeeren aus dem Garten
Abends	Schwarze Mülltonne muss raus		

Sie können sich so auch einen Wochenplan anlegen!

wieder erklärt werden, wer man ist, wo der Betroffene wohnt oder wer gleich zu Besuch kommt. Allerdings sollte das nicht in eine Art Quiz oder Prüfung ausufern, sondern die Informationen einfach in ein normales Gespräch eingebaut werden. Etwa so: „Anke, es ist Dienstag, 10 Uhr vormittags, um 11 Uhr müssen wir zur Ergotherapiestunde bei Frau Müller. Willst du vorher noch einen Tee trinken?" Oder: „Morgen ist der 1. Mai. Wollen wir dann einen schönen Spaziergang am Rhein entlang machen?" Auch das Biografiealbum kann genutzt werden, um über das Leben, den Beruf oder die Familie zu sprechen und dabei aktuelle Bezüge herzustellen und zu Antworten zu ermuntern. Hilfsmittel wie zur Jahreszeit passende Karten und Bilder, etwa ein Osterstrauch oder Adventskranz oder Fotos von Angehörigen, können ebenfalls eingesetzt werden. Bei der Realitätsorientierung sollten Menschen mit Demenz aber nicht überfordert oder bevormundet werden und das Training sollte nur insofern durchgeführt werden, wie es für die Erhaltung der Selbstständigkeit und die Lebensqualität wichtig ist. Jeder Mensch hat das Recht auf Selbstbestimmtheit und auch ein demenzkranker Mensch hat einen Willen sowie Rechte und Wünsche, die berücksichtigt werden müssen.

Struktur für den Alltag entwickeln

Orientierung und Routinen im Alltag können Menschen mit Demenz helfen, sich besser zurechtzufinden.

Ein klar strukturierter Tagesablauf mit festen Zeiten für Aktivitäten vermittelt ein Gefühl von Sicherheit und Orientierung. Ein gut lesbarer Stundenplan und Kalender sowie große, einfach abzulesende Uhren und Piktogramme können Menschen mit Demenz dabei helfen, den Tagesablauf zu strukturieren, damit sie wissen, was als Nächstes auf dem Programm steht. Auch die Einbindung von Alltagsaufgaben, die im Rahmen der Möglichkeiten selbstständig bewältigt werden können, etwa Garten-, Haushalts- oder Küchenarbeiten, können das Selbstwertgefühl und die Selbstständigkeit der Betroffenen stärken. Struktur und Routinen können sogar helfen, Verhaltensauffälligkeiten wie Unruhe oder Apathie zu reduzieren. Routinen wie Aufstehen, Toilettengang und Körperpflege, dann Ankleiden und Frühstück sollten daher fest in den Alltag eingebunden werden. Die Abläufe sollten dabei individuell auf die Bedürfnisse und Fähigkeiten des einzelnen Demenzkranken abgestimmt sein, auch hilft es, die Betroffenen so gut wie möglich in die Entwicklung der Tagesstruktur einzubeziehen. Pflegedienste, Ergotherapeuten oder Psychologen können bei diesen Dingen professionell unterstützen.

Struktur ja, aber nicht zu viel!

Wir haben es hier und da schon erwähnt, es sollte nicht zu viel des Guten werden: Der Tag sollte nicht zu stark strukturiert sein und zudem ausreichend Zeit für Ruhephasen und spontane Aktivitäten enthalten. Veränderungen sollte man schrittweise einführen. Wichtig ist auch, dass nicht immer alles so sein „muss“, wie es einmal war. Die Betroffenen sollten zum Beispiel nicht dazu gedrängt werden, aufzustehen, sich anzuziehen, Körperpflege zu betreiben, wenn sie es partout nicht möchten. Oft ist das für Angehörige, die das über Jahrzehnte hinweg anders gewohnt sind, schwierig zu akzeptieren. Hier ist manchmal ein Umdenken gefragt, das auch hilft, Konflikte und ablehnendes Verhalten zu verhindern.

Hier hat sich sogar ein neuer Therapieansatz entwickelt: Das „Therapeutisches Gammeln“, auch als gezieltes Nichtstun bekannt, kann Demenzpatienten und ihren Angehörigen Entspannung und Wohlbefinden bieten. Menschen mit Demenz wollen, wie jeder andere auch, „sie selbst“ sein und nicht bevormundet und überfordert werden. In einer Welt, die oft von Hektik und Reizüberflutung geprägt ist, bieten das bewusste Innehalten und Nichtstun die Möglichkeit, den Geist zu beruhigen und Stress abzubauen. Durch das Schaffen einer ruhigen, stressfreien Umgebung und das Ermutigen zu einfachen, entspannenden Aktivitäten wie dem Beobachten der Natur, dem Hören beruhigender Musik oder einfach Tagträumen kann therapeutisches Gammeln helfen, den Krankheitsdruck zu senken.

Dieses Gammeln entlastet temporär von Training und Therapie, weil Freude, Lust und Eigenständigkeit unterstützt werden. Gleichzeitig können Angehörige von dieser Praxis profitieren, indem sie lernen, Momente der Ruhe zu genießen und ihre eigene emotionale Belastung zu reduzieren. So kann man regelmäßige Pausen des Nichtstuns in den Alltag integrieren, um eine Atmosphäre des Friedens und der Gelassenheit zu schaffen, die allen zugutekommt.

FLEXIBEL BLEIBEN: Struktur ja, aber Routinen dürfen nicht zu starr sein, sondern sollten sich an die sich ändernden Bedürfnisse und Fähigkeiten der Betroffenen anpassen. Jeder Tag mit Demenz kann anders sein. Manchmal sind die Morgenstunden besser für ein Training der kognitiven Fähigkeiten geeignet, die Nachmittagsstunden besser für Erinnerungsarbeit oder Gymnastik, an anderen Tagen ist es umgekehrt.

Entscheidend ist eine positive Atmosphäre. Ein geduldiger Umgang miteinander ist für Menschen mit Demenz relevant, damit kein Stress oder Angst entstehen. Struktur und Routinen können außerdem den Angehörigen weiterhelfen und bieten Erleichterung an. Sie müssen nicht ständig überlegen, „Was kommt als Nächstes?“, sondern können und sollen sich zwischenzeitlich auch selbst entspannen.

Kleine Alltags- und Orientierungshilfen

Der Alltag ist für Demenzpatienten viel schwieriger zu bewältigen als für gesunde Menschen. Doch es gibt Unterstützung auf verschiedene Weise, um alltägliche Situationen gut bewältigen zu können. So bietet die Deutsche Alzheimer Gesellschaft beispielsweise eine Übersicht zu speziellen technischen Hilfsmitteln an.

Ein Beispiel für einfache, aber wirkungsvolle Hilfen im Alltag sind spezielle Uhren für Demenzpatienten, aber auch Kalender mit extra großen Zahlen und ausgeschriebenem Monat und Jahr sowie

Symbolen für die jeweilige Jahreszeit. Demenzerkrankte können sich so zeitlich besser orientieren. Wenn der Betroffene weiß, dass Sommer ist, verlässt er nicht mit einem dicken Wintermantel das Haus und im Winter nicht mit kurzer Hose und T-Shirt. Um die Jahreszeiten leichter zu erkennen, eignen sich in der Wohnung entsprechende Dekorationen, wie ein Frühlings- oder Herbststrauß oder ein Adventskranz im Winter auf dem Tisch.

Was die Tageszeiten angeht, können eine sinnvolle Lichtgestaltung und möglichst viel Tageslicht eine gute Unterstützung sein. Die Betroffenen profitieren sehr davon, wenn Schlafen, Essen und wiederkehrende Aktivitäten immer zur gleichen Zeit stattfinden und sie sich so an der Tageszeit orientieren können. Durch automatische Zeitprogramme für die Beleuchtung kann sich die Helligkeit und das Lichtspektrum an den Tagesablauf anpassen und so den Biorhythmus positiv beeinflussen.

ES WERDE LICHT: Bei der zeitlichen Orientierung hilft auch die sogenannte zirkadiane Lichtsteuerung mit ihrem breiten Farbspektrum. Der Tag kann dann so beginnen, dass das Licht im Schlafzimmer zunehmend heller wird. Morgens sollte das Licht dabei kalt sein und am Abend wieder schwächer und wärmer sein. Damit wird sogar das Einschlafen unterstützt.

Digitale Hilfsmittel wie Schlüsselfinder, Nachtlichter, Bewegungslichtmelder und andere Hilfsmittel können den Alltag erleichtern. Bei Alleinlebenden sollte unbedingt ein Hausnotrufsystem installiert werden. Auch eine Smartwatch sowie digitale Hilfsmittel mit Erinnerungsfunktion für die Medikamenteneinnahme sind eine gute Investition und machen das Leben sicherer. Mittlerweile gibt es auch spezielle Telefone und Seniorenhandys mit extra großen, beleuchteten Tasten. Sinnvoll ist dabei auch eine Kurzwahlfunktion, bei der wichtige Menschen wie Angehörige oder Therapeuten durch einfaches Klicken auf ein Foto oder den Namen angerufen werden können. Viele Demenzpatienten können auch noch mit einfach zu bedienenden Smartphones oder Tablets umgehen, die mit erkennbaren Symbolen eine direkte Verbindung zu den Angehörigen herstellen. Damit funktioniert auch der Videochat mit den Enkeln.

Mittlerweile sind spezielle Smartwatches mit GPS verfügbar, die eine Ortung ermöglichen und somit einen sicheren Aufenthalt draußen und auch bei Spaziergängen ermöglichen. Diese können auch ein Notrufsignal an einen Angehörigen oder eine Notrufzentrale schicken, wenn ein plötzlicher Sturz passiert oder der gewohnte und vorab definierte Umkreis verlassen wird. Einige Uhren messen zudem – wenn auch noch nicht zu 100 Prozent zuverlässig – wichtige Vitalfunktionen, wie Herzfrequenz und Sauerstoffgehalts des Blutes, und können zum Beispiel bei einem Herzstillstand einen Notruf absetzen.

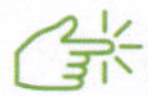

SICHERHEIT MIT EINVERSTÄNDNIS: Das Ziel bei GPS-gestützten Smartwatches und anderer Geräte ist zwar der Schutz der Betroffenen, vor allem falls diese schon länger unterwegs sind als üblich. Aber dennoch sollten sie selbstverständlich damit einverstanden sein, dass diese Funktion genutzt wird.

Darüber hinaus gibt es weitere moderne Technik, die Menschen mit Demenz den Alltag erleichtern kann und teilweise von den Pflegekassen mitfinanziert wird. Hier lohnt es sich nachzufragen. Das sind beispielsweise Staubsauger-Roboter oder auch Bewegungsmelder, die für die richtige Beleuchtung sorgen, wenn sich jemand nähert. Ein weiteres Beispiel sind Heizkörper, die automatisch die Temperatur regeln oder auch, zumindest im Anfangsstadium einer Demenz, ein Schlüsselfinder, bei dem der Schlüsselbund mit einem Chip markiert wird. Per Funk oder Bluetooth können die Schlüssel dann geortet werden. Selbst Medikamentenboxen sind mittlerweile digital, einige erinnern optisch oder akustisch an die Einnahme. Eine weitere sinnvolle Alltagshilfe bei Demenz ist ein Diktiergerät, solange es noch benutzt werden kann. Es kann helfen, wichtige Termine oder Aufgaben nicht zu vergessen.

Vielleicht lohnt sich im individuellen Fall ein digitales Kuscheltier, wenn die Betroffenen bisher Tiere hatten, die Haltung aber nicht mehr möglich ist. Pflegeeinrichtungen haben neben tiergestützter Therapie auch gute Erfahrungen mit künstlichen Tieren gemacht, insbesondere mit Katzen, die schnurren, leise miauen und kuscheln können. Sie sind natürlich kein Ersatz für menschliche Zuwendung oder echte Tiere, können aber aufgeregte Personen beruhigen.

Bedenken sollte man bei all dem immer: Veränderungen kann eine an Demenz erkrankte Person nur in kleinen Schritten verkraften. Zu viele technische Hilfsmittel, vor allem, wenn diese noch unbekannt sind, können zusätzlich verwirren. Augenmaß und die stete Einbeziehung der Betroffenen sind bei der Entscheidung über solche Mittel überaus wichtig.

Schnelle Hilfe im Notfall

Lebt ein Demenzkranker alleine, sollte ein vom normalen Telefonanschluss unabhängiger Hausnotruf eingerichtet werden. In der Regel handelt es sich um einen wasserdichten Funksender, der um den Hals oder als Armband getragen wird. Bei einem Sturz kann mit ihm Hilfe gerufen werden, wenn der Betroffene es nicht mehr zum Telefon schafft. Das funktioniert aber nur, wenn der Demenzkranke sich noch daran erinnert, wofür der Notruf gedacht ist. Der richtige Umgang damit sollte daher regelmäßig geübt werden.

Der Hausnotruf informiert bei Drücken des Knopfes die Notrufzentrale, die rund um die Uhr besetzt ist. Die Betroffenen können dann direkt mit den Mitarbeitern der Notrufzentrale sprechen. Ist beispielsweise nur Hilfe beim Aufstehen nötig, kann dann ein Nachbar, Freund oder Angehöriger verständigt werden und zur Hilfe kommen. Im Notfall kann aber auch direkt der Notarzt gerufen werden.

Die Pflegeberatungsstellen informieren und beraten über die verschiedenen Systeme beim Hausnotruf und vermitteln auch die Adressen. Anbieter sind beispielsweise das Deutsche Rote Kreuz, der Malteser- oder der Johanniter-Hilfsdienst. Der Service kostet derzeit ab 25 Euro pro Monat und kann ab Pflegegrad 1 von der Pflegekasse bezuschusst werden. Ein Mitarbeiter kommt dann nach Hause, um alle notwendigen Geräte zu installieren und zeigt ausführlich die Bedienung, die dann auch mit den Angehörigen regelmäßig geübt werden sollte.

Zusätzliche Leistungen werden gegen Aufpreis ebenfalls angeboten. So gibt es ebenfalls ein Notrufsystem für unterwegs, auf Wunsch auch mit Ortungsservice per GPS. Die Mitarbeiter der Zentrale und Angehörige können dann auf ihren Handys sehen, wo sich der Betroffene aufhält. Wenn der Nutzer damit einverstanden ist, kann auch ein bestimmter Radius um das Haus festgelegt werden, beispielsweise 100 Meter oder größer, und die Zentrale oder der Angehörige werden per SMS automatisch informiert, wenn dieser Bereich verlassen wird. Wenn es gewollt wird, kann sich ein Mitarbeiter zudem einmal am Tag melden und nachfragen, ob alles in Ordnung ist.

Es gibt außerdem Systeme mit Erinnerungsfunktionen, die beispielsweise an die Medikamenteneinnahme oder anstehende Arzttermine erinnern. Moderne Systeme können zudem im Falle eines plötzlichen Sturzes automatisch einen Notruf absetzen und den Standort des Notrufsenders ermitteln.

Wenn Menschen mit Demenz Ausflüge machen

Im Verlauf der Demenzerkrankung entwickeln nicht wenige Betroffene ein sogenanntes Hinlaufverhalten, auch als Wandering bekannt, bei dem die Betroffenen scheinbar ziellos umherwandern oder ihre gewohnte Umgebung verlassen. Dieses Verhalten kann sowohl in den eigenen vier Wänden als auch in Pflegeeinrichtungen oder auf öffentlichen Straßen auftreten.

Hinlaufverhalten ist oft eine große Herausforderung für Angehörige und Pflegekräfte. Meist steckt dahinter keine „böse" Absicht, und viele haben dabei ein Ziel, wie das alte vertraute Zuhause zu suchen, wenn die eigene Wohnung nicht mehr erkannt wird. Viele Demenzkranke verlieren häufig die Orientierung und wissen nicht mehr, wo sie sind oder wie sie nach Hause kommen. Unsicherheiten und Ängste können dazu führen, dass die Betroffenen das Bedürfnis verspüren, sich zu bewegen oder einen vermeintlich sicheren Ort zu finden. Manche Betroffene suchen auch nach vertrauten Orten oder Personen. Hunger, Durst, Schmerzen oder der Drang, zur Toilette zu müssen, können ebenfalls Gründe für das Hinlaufverhalten sein. Zudem können frühere tägliche Routinen, wie zum Beispiel der Weg zur Arbeit oder gewohnte Spaziergänge, im Gedächtnis bleiben und das Verhalten beeinflussen.

Um das Risiko von Hinlaufverhalten zu minimieren, sollte das Zuhause so gestaltet sein, dass es dem Betroffenen ein Gefühl von Sicherheit und Geborgenheit vermittelt. Gut beleuchtete Räume, klare Markierungen von Türen und Treppen sowie vertraute Gegenstände können Menschen mit Demenz Orientierung bieten (siehe Seite 114). Der Aufenthaltsort des Betroffenen sollte hell und freundlich sein, Eingangsbereiche dunkel und unattraktiv. Manchmal hilft eine dunkle Matte vor der Haustür, sie wirkt wie ein dunkles Loch und kann den Demenzkranken abschrecken, darüber zu treten.

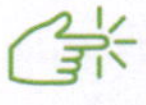

HINLAUFVERHALTEN VERHINDERN: Man kann Türen zu Räumen, die für den Betroffenen gefährlich sein könnten, in der Wandfarbe streichen oder sie mit einer Fototapete bekleben, sodass sie weniger auffallen. Kindergitter sollten besser nicht eingesetzt werden, da die Betroffenen versuchen könnten, darüber zu klettern und dabei stürzen könnten.

Bei Hinlaufverhalten können der Einsatz von GPS-Trackern oder der erwähnten Smartwatch die Suche nach dem Betroffenen erleichtern. Für den Eingangsbereich gibt es Kameras, die ein Signal auf ein Smartphone senden, wenn jemand etwa nachts die Eingangstür öffnet. Beschäftigung in der Wohnung oder im Garten kann ebenfalls dazu beitragen, Hinlaufverhalten zu minimieren. In der Wohnung können Bereiche geschaffen werden, die zur Beschäftigung einladen, wie ein Wäschestapel mit Wäsche zum Falten, Kisten und Truhen mit Erinnerungsstücken zum Kramen oder eine Bastelecke mit einer offenen Werkzeugkiste. Hat die Wohnung einen Garten, sollte auch dieser genutzt werden, beispielsweise mit einem Hochbeet, das leicht bepflanzt werden kann.

Wenn die Sprache verschwindet

Menschen mit Demenz haben zunehmend Schwierigkeiten, Gesprächen zu folgen. Neue Wege können hier helfen.

Die Sprachfähigkeiten von Menschen mit Demenz verändert sich im Verlauf der Erkrankung. Sie finden dann oft nicht mehr die richtigen Worte, um ihre Gedanken und Gefühle auszudrücken, umschreiben Begriffe oder verwenden falsche Wörter. Die Sprache der Betroffenen verarmt zunehmend, so sprechen sie beispielsweise in kürzeren Sätzen und verwenden nur noch einfache Formulierungen. Auch Grammatikfehler und Wortneubildungen können auftreten. In fortgeschrittenen Stadien der Demenz kann die Fähigkeit zu sprechen völlig verloren gehen. Neben diesen sprachlichen Beeinträchtigungen können auch nonverbale Kommunikationsprobleme auftreten. Menschen mit Demenz haben oft Schwierigkeiten, ihre Emotionen durch

Mimik und Gestik auszudrücken und die Körpersprache anderer zu verstehen. Wenn derartige Störungen auftreten, bedeutet das nicht das Ende der Kommunikation und ein Verstummen der Betroffenen. Man sollte mit dem Umfeld über die Erkrankung sprechen und auch darüber, was sich der an Demenz Erkrankte von den Menschen in seinem Umfeld wünscht. Das gilt auch für die Angehörigen. Es muss unbedingt weiter kommuniziert werden. Regelmäßige Gespräche fördern das Gefühl der Zugehörigkeit und verhindern, dass sich Menschen mit Demenz isoliert fühlen.

Eine neue Kommunikation aufbauen

Verbale Kommunikation, auch, wenn sie nicht mehr so glatt läuft wie früher, stimuliert das Gehirn und trägt dazu bei, die kognitiven Fähigkeiten so lange wie möglich zu erhalten (siehe Seite 74). Außerdem werden durch Unterhaltungen Erinnerungen aktiviert und die Verbindung zu vergangenen Erlebnissen gestärkt. Sprechen hilft Menschen mit Demenz, ihre Gefühle und Bedürfnisse auszudrücken. Das trägt zur emotionalen Entlastung bei und kann Konflikte vermeiden. Nicht zuletzt verbessern soziale Kontakte und Gespräche die Zufriedenheit und die Lebensqualität. Kommunikation kann zudem das Selbstwertgefühl stärken, indem Menschen mit Demenz merken, dass sie gehört und verstanden werden.

Für denjenigen, der mit Betroffenen spricht und weiß, dass sprachliche Schwierigkeiten bestehen, gilt: Langsam sprechen, deutlich und mit ruhiger Stimme. Komplizierte Formulierungen und Fachbegriffe, aber auch Kindersprache vermeiden. Es lohnt sich, aktiv zuzuhören und das Gegenüber ausreden zu lassen, um ihm zu zeigen, dass man ihm zuhört. Ständige Korrekturen, auch wenn die Wörter falsch sind oder die Grammatik nicht stimmt, können dazu führen, dass der andere sich verschließt und noch weniger redet. Bei Verständnisschwierigkeiten einfach nachfragen und die Frage so stellen, dass ein einfaches Ja oder Nein zur Klärung genügt. Auch die nonverbale Kommunikation mit Körpersprache, Körperkontakt und Mimik sollte geübt werden. Sinnvoll sind einfache Gesten, während hektische Bewegungen vermieden werden sollten. Ideal ist zudem eine positive und entspannte Atmosphäre beim Gespräch, ohne

REGELN FÜR EINE GUTE VERSTÄNDIGUNG

Nutzen Sie diese Checkliste als Erinnerung. Denken Sie an diese Tipps – gerade dann, wenn es schwierig ist.

- ○ Bleiben Sie zugewandt: Sich bewusst einander zuwenden unterstützt eine respektvolle Begegnung. Sprechen Sie den Menschen beim Namen an und versuchen Sie, direkten Blickkontakt herzustellen.
- ○ Zeit und Geduld: Auch wenn Ihnen gerade alles über den Kopf wächst und es Ihnen bestimmt nicht immer leichtfällt, ist es wichtig, dass Sie im Gespräch mit Demenzkranken geduldig sind und keine Hektik ausstrahlen. Nehmen Sie sich Zeit, bleiben Sie geduldig, auch wenn die Antwort länger braucht.
- ○ Ruhe und Sicherheit: Menschen mit Demenz reagieren sehr sensibel auf ihr Umfeld und emotionale Veränderungen. Hier entscheidet eine ruhige und gelassene Stimmlage. Dazu gehört auch, dass die Unterhaltungen in einer ruhigen Umgebung ohne störende Hintergrundgeräusche geführt werden.
- ○ Hören Sie aufmerksam zu und achten Sie auf die Körpersprache Ihres Gegenübers und auf Gefühle, die mitschwingen. Versuchen Sie dabei auf die persönlichen Bedürfnisse und die Aufmerksamkeit der Person mit Demenz Rücksicht zu nehmen.
- ○ Langsame und deutliche Sprache nutzen: Sprechen Sie in kurzen Sätzen und vereinfachen Sie die Gesprächsinhalte. Versuchen Sie dabei, möglichst nur eine Botschaft zu vermitteln. Vermeiden Sie aber unbedingt in Kindersprache abzugleiten.
- ○ Einfache Fragen formulieren: Fragen Sie immer nur nach einer Sache. Vermeiden Sie offene Fragen mit mehreren Antwortmöglichkeiten. Die Frage sollte immer mit einem „Ja" oder „Nein" zu beantworten sein.
- ○ Gestik und Zeigen auf Gegenstände: Indem Sie Ihre Sätze durch ruhige Gesten oder das Zeigen auf Gegenstände unterstützen, werden Ihre Botschaften für Menschen mit Demenz bildhafter und besser verständlich.
- ○ Anerkennung und Wertschätzung sind wichtig: Versuchen Sie in Gesprächen stets positive Formulierungen zu finden und zeigen Sie Anerkennung und Bestätigung für Dinge, die aus der Sicht des Betroffenen gut gelungen sind. Vermeiden Sie dagegen Kritik und Diskussionen, denn diese können oft nicht mehr nachvollzogen werden und führen zu Frustration.

laute Hintergrundgeräusche, Stress oder Druck. So ist es sinnvoll, gemeinsam über Erinnerungen und positive Erlebnisse zu sprechen. Wichtig ist, dass von allen Seiten akzeptiert wird, dass die Kommunikation mit Menschen mit Demenz anders ist als früher. Daher sind viel Geduld und Fingerspitzengefühl erforderlich. Gelassen bleiben und nicht aufgeben, so schwierig es auch sein mag, ist das Motto.

Konflikte konstruktiv lösen

Das Leben mit einer Demenz ist herausfordernd, sowohl für die Angehörigen als auch für die Betroffenen, und bringt viele Menschen an die Grenzen ihrer Belastbarkeit. Viele Menschen mit Demenz fühlen sich psychisch belastet: Die Erkrankung und ihre Folgen führen zu Angst und Hilflosigkeit oder Wut und Ärger. Nichts klappt mehr so wie früher, vieles fällt auf einmal viel schwerer. Die Konzentration lässt nach und die Gespräche mit den Angehörigen, die eigentlich bisher Freude gemacht haben, werden auf einmal zur Geduldsprobe, weil die Betroffenen dem Gespräch nicht mehr richtig folgen können und den roten Faden verlieren.

Die Betreuung eines Demenzkranken erfordert aber auch von den Angehörigen viel Zeit und Kraft. Sie müssen oft ihren Beruf, ihre Hobbys und ihre sozialen Kontakte einschränken und fühlen sich emotional und zeitlich überfordert. Hinzu kommen vielleicht auch noch Schuldgefühle, weil sie nicht genug für den Betroffenen tun können. Oder es kommt immer wieder zu Vorwürfen von Seiten des Demenzkranken, weil er für ihn wichtige Dinge nicht mehr findet und er sich bestohlen fühlt. Nicht selten sieht er die Schuld dabei bei den Angehörigen oder Pflegekräften. Die Situation wird dann für alle Beteiligten anstrengend und nicht selten eskaliert dann der Streit. Es kommt zu Misstrauen und vielleicht sogar zu aggressivem Verhalten. Konflikte zwischen dem Betroffenen und seinen Angehörigen sind dann vorprogrammiert. Zunächst einmal ist es wichtig anzuerkennen: Niemand ist schuld an der Situation. Die Medizin kann kaum erklären, warum der eine Mensch an einer Demenz erkrankt und der andere nicht. Es kann jeden betreffen und niemand kann etwas dafür. Trotzdem stellt die Erkrankung alle Beteiligten vor immense Herausforderungen: Die Betroffenen verlieren zunehmend die Kontrolle über ihre Situation und die Angehörigen müssen ihre eigene Rolle in dieser neuartigen Beziehung erst einmal finden.

Für eine Entschärfung der Situation sind konstruktive Lösungen nötig. Wichtig ist, dass die Angehörigen oder das Pflegepersonal ruhig und gelassen auf Anschuldigungen reagieren, ohne ärgerlich oder defensiv zu werden. Sie sollten nicht versuchen, den Betroffenen von der Unrichtigkeit seiner Anschuldigungen zu überzeugen, da dies oft zu mehr Stress und Verwirrung führt, sondern einfache und beruhigende Erklärungen geben, die leicht verständlich sind. Diese spezielle Methode im Umgang mit Demenzpatienten, die auf dem Prinzip der Wertschätzung und des Verständnisses basiert und darauf abzielt, das emotionale Wohlbefinden von Menschen mit Demenz zu verbessern, wird auch als Validation bezeichnet. Das bedeutet, die Realität und die Gefühle der Demenzpatienten anzuerkennen und zu akzeptieren, anstatt sie zu korrigieren oder zu konfrontieren. Es geht darum, die subjektive Realität der Betroffenen zu respektieren und ihre Emotionen ernst zu nehmen. Verständnis und Einfühlungsvermögen helfen, die Situation zu entschärfen. Man sollte Mitgefühl ausdrücken, beispielsweise signalisieren, dass man versteht, dass dies sehr beunruhigend sein muss, ohne die falsche Anschuldigung direkt zu bestätigen. Zum Beispiel: „Ich sehe, dass du dir Sorgen machst, weil du deine Sachen nicht finden kannst." Angehörige und Pflegepersonal sollten dem Demenzkranken versichern, dass sie da sind, um zu helfen und die Situation zu klären. Auch Ablenkung ist eine gute Strategie. Man kann gemeinsam einen Tee trinken oder eine Runde spazieren gehen. Aufgestaute Emotionen und Energie sollten abgebaut werden, anstatt sie zu unterdrücken. Auch Entspannungsübungen können rasch helfen, die Situation zu entschärfen.

DEESKALATION MIT ENTSPANNUNG: Eine einfache Übung ist, gemeinsam mehrfach tief durch die Nase ein- und noch langsamer über den Mund auszuatmen. Zwischendurch den Atem anhalten, bis fünf zählen und erst dann wieder ausatmen. Helfen kann auch, die Schultern beim Einatmen bis zu den Ohren zu ziehen und dann beim Ausatmen wieder fallen zu lassen. Einfach ausprobieren, ob es guttut.

Wichtig ist, aufkommende Stresssymptome frühzeitig zu erkennen, um die Situation zu entschärfen und damit Aggressionen zu vermeiden. Die Symptome äußern sich sowohl körperlich in Form von Nervosität, Unruhe, starkem Schwitzen als auch im Verhalten. Nervöses

Gestikulieren oder schnelleres Sprechen mit undeutlicher Aussprache können darauf hinweisen, dass das Gegenüber von der momentanen Situation gerade überfordert ist. Auch die Atmung beschleunigt sich, die Muskelspannung steigt und die Pupillen werden weit. Im Gesichtsausdruck und der Körperhaltung spiegeln sich Angst, Wut oder auch Angriffslust wider. Menschen mit Demenz können in Konfliktsituationen schnell emotional und durchaus auch aggressiv werden. Oft werden die Hände zu Fäusten geballt. Charakteristisch sind auch Zittern der Hände oder unwillkürliche Bewegungen mit dem Kopf und Körper. Die Stimme wird lauter und höher. Verbale Angriffe, Schreien, Werfen mit Gegenständen oder körperliche Gewalt sind in diesem Fällen nicht selten.

Gefühle wie Wut oder Ärger müssen ernst genommen werden. Wenn Betroffene oder ihre Angehörigen traurig, wütend oder ärgerlich sind, sollten sie über diese Gefühle sprechen. Wenn sie vom Gegenüber wahrgenommen werden, beruhigen sich viele wieder und können sich anschließend wieder auf das Gespräch einlassen. Auch die Selbsthilfegruppen oder die Demenzcafés (siehe Seite 134) sind dabei eine große Hilfe, weil es den anderen ganz ähnlich geht und es guttut, sich den ganzen Ärger und Frust von der Seele zu reden. Sprechen Sie auch mit Freunden, Familienmitgliedern oder einem Therapeuten über Ihre Gefühle.

Tipp für die Angehörigen: Zeit für sich selbst nehmen und auf die eigene Gesundheit und das Wohlbefinden achten. Zeit für Hobbys und Aktivitäten, die Freude machen und helfen, zu entspannen, ist wichtig. Viele Vereine oder auch die Krankenkassen oder die Volkshochschule bieten Entspannungskurse wie Qigong, Yoga, autogenes Training oder progressive Muskelentspannung an. Vielleicht kann in der Zeit, in der Angehörige nicht präsent sein können, die Pflege und Betreuung durch ehrenamtliche Helfer oder einen Demenzberater stundenweise übernommen werden, sodass solche Auszeiten möglich sind. Wichtig ist auch, Grenzen zu setzen und Nein sagen zu lernen. Angehörige oder Partner können nicht alles allein schaffen. Wer sich mit der Situation überfordert fühlt, sollte frühzeitig professionelle Hilfe suchen. Ein Therapeut kann helfen, mit den Gefühlen umzugehen und Bewältigungsstrategien zu entwickeln. Es gibt viele Hilfsangebote, die dabei unterstützen können, mit den Herausforderungen der Demenzerkrankung umzugehen. Die eigenen Grenzen zu akzeptieren ist die eine Sache. Die andere ist es, Hilfsangebote anzunehmen und sich ein gutes und zuverlässiges Netzwerk aufzubauen.

Ein helfendes Netzwerk

Demenz ist für alle eine große Belastung, doch gemeinsam ist man stark. Wie Familie, Freunde und Nachbarschaft, aber auch Profis unterstützen können.

Die langfristige Betreuung eines Demenzkranken kann und darf nicht auf den Schultern einer Einzelperson liegen. Daher sollte von Anfang an ein starkes Netzwerk mit Angehörigen, Freunden und Nachbarn, die mithelfen können und wollen, aufgebaut werden. Auch professionelle Hilfskräfte dürfen frühzeitig in Anspruch genommen werden, nicht erst, wenn der Partner oder Angehörige, der die Pflege übernommen hat, an seine Grenzen stößt.

Der Aufbau eines solchen Netzwerks braucht Zeit und Einsatz. Nicht jedes Hilfsangebot passt zu jedem Bedarf. Manchmal muss man verschiedene Dienstleister wie beispielsweise ambulante Pflegedienste ausprobieren, bis man den richtigen findet. Schließlich brauchen Demenzkranke auch Zeit, um sich an neue Bezugspersonen zu gewöhnen und deren Hilfe anzunehmen. Daher ist auch hier viel Geduld gefragt. Sie sollten gemeinsam mit allen Beteiligten diskutieren, welche Hilfe in Anspruch genommen werden kann und auch gewollt wird. Je weiter die Krankheit fortschreitet, desto schwieriger wird es in der Regel, neue Helfer zu integrieren. Wird Hilfe im Alltag benötigt, kann frühzeitig auf eine Putzhilfe zurückgegriffen werden, um niemanden zu überfordern.

Gut ist es, sich gemeinsam mit den Angehörigen über Hilfsangebote in der eigenen Region zu informieren. Professionelle Hilfe sollte ebenfalls von Anfang an in Anspruch genommen werden, um zumindest kurzfristige Auszeiten für den oder die hauptsächliche Pflegeperson zu ermöglichen.

Mit einem starken Netzwerk und der richtigen Unterstützung können alle Beteiligten diese Herausforderung leichter meistern. Vielleicht kann die Pflege und Betreuung durch Nachbarschaftshilfe, Freunde, ehrenamtliche Helfer, karitative Einrichtungen oder einen professionellen oder freiberuflichen Demenzberater (siehe Seite 154) stundenweise übernommen werden. Auch kleine Dinge wie ein Einkauf durch die Nachbarn oder Freunde sind eine Entlastung.

Am besten bespricht man so früh wie möglich mit Familie, Freunden und Nachbarn, wer sich um was kümmern kann. Dafür kann man das Modell der Familienkonferenz nutzen und dabei auch bereits notieren, wer sich wofür zur Verfügung stellt. Wie so etwas aussehen kann, zeigen wir auf den Seiten 132 und 133.

Gut beraten von Anfang an

Auch Menschen mit Demenz, die zu Beginn ihrer Erkrankung noch gut allein zurechtkommen, sind irgendwann nicht mehr in der Lage, für sich selbst zu sorgen. Daher sollten sie möglichst rasch nach einer Beratung suchen und die mit einer Demenzerkrankung verbundenen formalen Dinge nicht auf die lange Bank schieben.

Eine empfehlenswerte Anlaufstelle ist die seit vielen Jahren etablierte und kompetente Deutsche Alzheimer Gesellschaft. Dort können sich Menschen mit Demenz und ihre Angehörigen telefonisch oder per Mail kostenfrei beraten lassen. Auf der Internetseite unter www.deutsche-alzheimer.de sind bundesweit auch Adressen und Kontaktdaten zu Beratungsstellen nach Postleitzahlen oder Orten geordnet abrufbar. Hier finden auch Menschen mit Migrationsgeschichte oder Gehörlose, Betroffene mit Demenz im Anfangsstadium sowie Menschen mit fronto-temporaler Demenz Hilfe. Auch die Adressen für Selbsthilfegruppen und Gedächtnissprechstunden, die für die Betroffenen und ihre Angehörigen eine wichtige Unterstützung darstellen, sind dort aufgelistet.

Eine bundesweite Datenbank für Pflegestützpunkte, überregionale Beratungsangebote und Online-Beratung bietet auch das Zentrum für Qualität in der Pflege (ZQP) auf der Internetseite www.zqp.de unter der Rubrik „Beratung im Kontext Pflege“. Diese Einrichtungen können darüber informieren, welche Hilfen im speziellen Fall nützlich sein und wie und wo sie beantragt und finanziert werden können. Wohlfahrtsverbände wie die Arbeiterwohlfahrt AWO, das Deutsche Rote Kreuz, Malteser, Caritas und Diakonie können ebenfalls persönlich vor Ort beraten und bieten oft sogar eigene Pflegedienste und andere Unterstützungsmöglichkeiten an. Auf der Internetseite des Bundesverbands auf www.bvpp.org/anbieter werden auch unabhängige Pflegeberater aufgelistet. Auch die Pflegekasse

UNSER NETZWERKTREFFEN

Laden Sie Freunde und Familie ein.
Sprechen Sie darüber, wer bei was helfen kann.
Wichtig: Alle sollten bei diesem Treffen entspannt bleiben.

IM VORFELD BEDENKEN:

Worum es geht: Familie und Freunde wollen helfen. Daher ist es wichtig, dass Sie offen und ehrlich zu ihnen sind, auch wenn es Ihnen Überwindung kostet. Schreiben Sie sich vorher gerne auf, wo Sie sich vorstellen können, dass man Ihnen helfen kann. Es kann um größere und umfangreichere Dinge gehen wie die Steuererklärung, aber auch um kleinere: Denken Sie daran, auch der wöchentliche Einkauf, die Fahrt zur Apotheke usw. kann eine Hilfe sein.

Wer soll teilnehmen? Überlegen Sie, wen Sie zu einem solchen Treffen einladen möchten, wem Sie vertrauen. Enge Familienmitglieder, Freunde, langjährige gute Nachbarn? Aber beachten Sie, es sollten nicht zu viele Personen auf einmal sein, sodass es kein Durcheinander gibt.

Eine Struktur ist sinnvoll: Legen Sie vorher fest, worüber Sie sprechen wollen beziehungsweise was das Ziel des Treffens ist. Denken Sie darüber nach, wie lange das Treffen maximal dauern sollte und beenden Sie die Gespräche dann auch.

Die Regeln: Alle Beteiligten sollen den Raum erhalten, auch über ihre Sorgen zu sprechen. Wichtig dabei ist, dass die Atmosphäre entspannt bleibt. Daher legen Sie gerne Regeln fest, die Ihnen wichtig sind. Beispiele können sein: Wir lassen jeden ausreden. Wir fallen uns nicht ins Wort. Haben Sie jemanden, der gerne viel und ausschweifend redet? Eine kleine Stoppuhr kann da helfen.

Wie es weitergeht: Es wird Angebote zur Unterstützung geben. Schreiben Sie auf, wer was wann übernehmen möchte. Bitten Sie aber auch darum, wenn jemand mal nicht kann, es rechtzeitig zu sagen, sodass nach einer Alternative gesucht werden kann. Vereinbaren Sie regelmäßige Treffen, um den Plan zu überprüfen.

Wichtig für alle: Ein Netzwerk ist ein lebendes Konstrukt. Es wird immer jemanden geben, der nicht mehr helfen kann oder möchte. Akzeptieren Sie das! Nehmen Sie es nicht persönlich. Bleiben Sie diesen Menschen verbunden. Andere werden stattdessen helfen können.

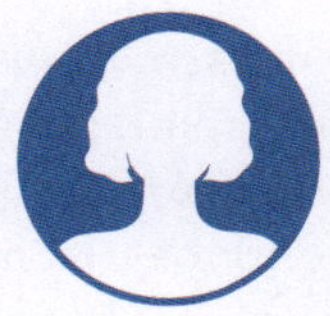

Susanne

Fahrdienst zur Physio

Hans

Gartendienst, Mähen

und Heckenschnitt

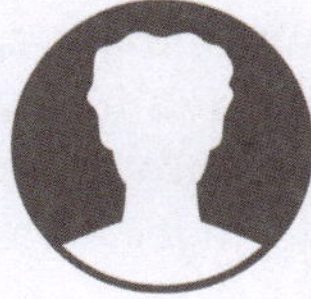

oder, wenn man noch berufstätig ist, die Krankenkasse, sowie sozialpsychiatrische Zentren und kommunale Seniorenberatungsstellen beraten zu allen Einzelheiten rund um Demenzerkrankungen. Ist in der näheren Umgebung keine Beratungsstelle verfügbar, ist auch eine telefonische Beratung möglich.

Die Demenzberatungsstellen der Pflegekassen können eine Übersicht über die ehrenamtlichen, semiprofessionellen oder professionellen Angebote vor Ort geben. Im Folgenden sollen ein paar als Anregung aufgelistet werden.

Miteinander in Demenzcafés

Eine tolle Institution, die in immer mehr Orten angeboten wird, sind Demenzcafés, die oft von Kirchen, Wohlfahrtsverbänden oder Pflegeeinrichtungen angeboten werden. Neben dem gesellschaftlichen Zusammenkommen unter Aufsicht von Pflegepersonal oder Ergotherapeuten bieten sie einen geschützten Raum, in dem sich Menschen mit Demenz, ihre Angehörigen und Fachkräfte austauschen und Kontakte knüpfen können. In regelmäßigen Abständen finden dort manchmal auch Vorträge und Veranstaltungen zu Themen rund um die Demenz statt. Die Demenzcafés können zudem bei der Vermittlung von Hilfsangeboten wie Pflegediensten, Betreuungsangeboten oder Beratungsstellen behilflich sein. Häufig werden auch körperlich oder kognitiv aktivierende Tätigkeiten wie Singen, Tanzen, Gymnastik, Gedächtnistraining, Basteln oder kreatives Gestalten angeboten. Solche Cafés können dazu beitragen, die soziale Isolation von Menschen mit Demenz zu verringern, ihre geistigen und körperlichen Fähigkeiten zu fördern und das Miteinander von Menschen mit und ohne Demenz zu verbessern. Die Teilnahme an einem Demenzcafé ist in der Regel kostenlos oder gegen eine geringe Gebühr möglich.

Ehrenamtliche Hilfsdienste

Eine große Unterstützung können auch ehrenamtliche Hilfsdienste sein. Viele Wohlfahrtsverbände oder Vereine bieten kostengünstig ehrenamtliche Hilfs- und Besuchsdienste an. Das Repertoire reicht von Bastelgruppen bis hin zu Vorlesestunden, gemeinsamem

Singen, Musizieren oder Spaziergängen und kann an die erforderlichen Bedürfnisse angepasst werden. Dabei ist auch Hilfe im Haushalt möglich, von den Einkäufen bis zum Putzen. Bei Bedarf übernehmen einige Ehrenamtliche sogar kleine Reparaturen in der Wohnung oder im Haus, kümmern sich um die Pflege von Balkon oder Garten und übernehmen Botengänge wie den Weg zum Briefkasten.

Auch Fahr- und Begleitdienste sind möglich. Wer unsicher auf den Beinen ist, wird entweder zu Fuß begleitet oder mit dem Auto abgeholt und wieder nach Hause gebracht. Das kann auch für Besuche im Theater oder bei Konzertveranstaltungen genutzt werden

Demenzbegleiter, auch bekannt als Demenzbetreuer oder Seniorenbegleiter, bieten eine individuelle Betreuung und Begleitung und nehmen sich Zeit für die Interessen des Betroffenen. Sie bieten ihm Gesellschaft, Unterstützung und Sicherheit im Alltag. Die Pflegestützpunkte in der Umgebung bieten Beratung und Hilfe bei der Suche nach einem Demenzbegleiter, der stundenweise nach Hause oder in das Pflegeheim kommt und sich um den Demenzkranken kümmert. Dies umfasst die Betreuung, wie die Unterstützung bei der täglichen Körperpflege und Hygiene, Hilfe beim An- und Ausziehen oder bei den Mahlzeiten und Einkäufen, und die Begleitung im Alltag, wie zu Arztterminen und Behördengängen. Sie gestalten darüber hinaus aktiv Freizeitaktivitäten und Beschäftigung, dazu unternehmen sie beispielsweise Spaziergänge, organisieren gemeinsames Singen, Musizieren oder Spielen, fördern die geistigen Fähigkeiten und sind auch im Gedächtnistraining geschult. Nicht zuletzt stehen sie den Betroffenen und den Angehörigen unterstützend und beratend zur Seite. Außerdem können sie die Pflege und Betreuung organisieren und weiterführende Hilfsangebote vermitteln. Ihre Arbeit basiert auf einer individuell angepassten Betreuungsplanung, die auf die Bedürfnisse und Fähigkeiten des einzelnen Menschen mit Demenz abgestimmt ist.

Die Kosten hierfür variieren je nach Qualifikation des Demenzbegleiters, der Art und dem Umfang der Leistungen sowie der Region. In der Regel liegen die Kosten zwischen 20 und 50 Euro pro Stunde. Wenn bereits ein Pflegegrad besteht, werden die Kosten von der Pflegekasse übernommen. Sollte die Pflegeversicherung nicht ausreichend Deckung bieten und die Angehörigen die Kosten nicht selbst tragen können, kann auch das Sozialamt die Kosten für einen Demenzbegleiter übernehmen.

Wenn es zu Hause schwierig wird

Wenn das Leben zu Hause allein oder zusammen nicht mehr möglich ist, sollte rechtzeitig über andere Wohnformen nachgedacht werden.

Wenn die Diagnose einer Demenzerkrankung feststeht, stellt sich automatisch die Frage, wie man zukünftig leben möchte oder wo man wohnen kann, wenn man nicht mehr allein für sich sorgen kann. Ehrliche Fragen, die man sich stellen sollte, sind etwa: Fühle ich mich allein in meinem Haushalt sicher? Oder für den Partner: Kann ich die in Zukunft auftretende Pflege denn überhaupt übernehmen und will ich das? Das gilt auch für die Angehörigen, wenn diese die Pflege übernehmen wollen. Kann ich mir vorstellen, zu meinen Angehörigen zu ziehen? Oder ist vielleicht eine eigene Wohnung in der Umgebung sinnvoll? Sollte der Demenzkranke vielleicht in die Nähe oder ins Haus der Angehörigen ziehen? Oder besser direkt in ein Pflegeheim oder eine Demenz-WG? Soll eine 24-Stundenpflege organisiert werden?

Wichtig ist, sich im Idealfall noch im leichten Stadium einer – Demenz mit diesen Fragen zu befassen und sie mit den Angehörigen und Freunden zu diskutieren. Dazu gehört auch die Frage, von wem man sich helfen lassen möchte, wenn der Alltag nicht mehr allein zu meistern ist. Was ist, wenn man in intimen Bereichen Hilfe braucht, etwa bei Körperpflege und Toilettengang? Meist ist dabei die Hemmschwelle gegenüber einer professionellen Pflegekraft deutlich niedriger als bei Sohn oder Tochter. Gibt es Menschen, denen man so sehr vertraut, dass sie über die Finanzen, die medizinische Behandlung oder die Unterbringung entscheiden dürfen (siehe Seite 151)? Was möchte man seinen Angehörigen nicht zumuten?

Menschen mit fortgeschrittener Demenz können nicht dauerhaft alleinleben, da sie zunehmend – und irgendwann rund um die Uhr – auf Unterstützung angewiesen sind. Kann der Betroffene nicht im privaten Umfeld gepflegt werden, ist ein Umzug in eine Einrichtung, in der durchgängig eine Betreuung zur Verfügung steht, wahrscheinlich nicht zu umgehen. Das muss aber kein klassisches Alters- oder Pflegeheim sein, auch wenn diese den Vorteil haben, dass sie nicht nur professionelle Betreuung anbieten, sondern auch Gruppenaktivitäten wie Musik, Tanzen oder Basteln (siehe Seite 138). Es gibt auch spezielle Wohngemeinschaften für Betroffene oder andere Wohnformen mit stationärer, teilstationärer oder sogar ambulanter Pflege, die mehr Freiheiten erlauben und eher dem Wohnen in der eigenen Wohnung gleichen. Sie sind eine gute Möglichkeit, wenn ein alleinlebender Mensch mit Demenz gerne Gemeinschaft sucht oder der Partner sehr viel Hilfe im Alltag braucht. Allerdings sind die Kosten oft viel höher als die einer klassischen Heimunterbringung. Wie man Pflege organisieren kann und welche finanzielle Unterstützung einem zusteht, erfährt man ganz ausführlich in dem Ratgeber „Sofort Hilfe im Pflegefall" der Stiftung Warentest.

Unterstützung und Pflege in den eigenen vier Wänden

Lebt der Mensch mit Demenz allein, sollte auch darüber nachgedacht werden, ob ein Angehöriger in die Wohnung mit einzieht, wenn er die Betreuung übernehmen möchte. Dazu sollten aber alle Betroffenen dies sorgfältig ausdiskutieren. Ist die Wohnung überhaupt dafür geeignet, dass zwei Menschen in Harmonie dort zusammenleben können? Bestehen ausreichend Rückzugsmöglichkeiten, wenn es doch mal gerade nicht so klappt? Der Angehörige muss für sich abklären, ob er die Situation auf Dauer tragen kann und die Trennung aus seinem eigenen sozialen Umfeld verkraftet. Das Zusammenleben mit einem Demenzkranken ist nicht einfach und oft kommt es zu Grenzüberschreitungen im privaten Bereich.

Bei der Pflege zu Hause bietet ein ambulanter Pflegedienst große Unterstützung. Diese Dienste werden von privaten Anbietern, Wohlfahrtsverbänden oder auch kirchlichen Trägern angeboten. Die Pflegekräfte, die in die Wohnung kommen, übernehmen unterschiedliche Aufgaben wie kleine Handreichungen, Essensvorbereitungen, Unterstützung bei der Körperpflege bis hin zu medizinischen Aufgaben wie Spritzen setzen und Verbände wechseln. Welche

Aufgaben genau übernommen werden, ist dabei sehr unterschiedlich und wird individuell vereinbart. Wie häufig der Pflegedienst in Anspruch genommen wird, hängt auch vom persönlichen Unterstützungsbedarf ab. Zu Beginn ist das meist ein- oder zweimal die Woche. Im späteren Verlauf ist dann auch eine 24-Stunden-Versorgung durch den Pflegedienst möglich. Wird eine sogenannte Behandlungspflege nötig, muss diese ärztlich verordnet werden. Dabei handelt es sich etwa um das Messen des Blutdrucks oder des Blutzuckers, das Verabreichen von Medikamenten oder eine Wundversorgung. Bis zu einer gewissen Höhe wird die Arbeit eines Pflegedienstes von der Pflegeversicherung unterstützt.

Für die Überprüfung der Qualität der Pflegedienste ist der Medizinische Dienst (MDK) zuständig. Alle Anbieter werden regelmäßig überprüft. Dafür wurde von deutschen Pflegeversicherungen gemeinsam mit Pflegeverbänden, unabhängigen Sachverständigen und Interessenvertretern pflegebedürftiger Menschen ein ganzer Katalog an Qualitätskriterien erstellt, an den sich alle Pflegedienste halten müssen. Nach Pflegediensten in der Nähe inklusive der Bewertung ihrer Leistungen kann man beispielsweise unter pflegelotse.de suchen (weitere Suchmöglichkeiten siehe Seite 171).

HILFSKRÄFTE AUS DEM AUSLAND: Eine stundenweise Unterstützung oder 24-Stunden-Betreuung wird oft von Pflegediensten angeboten. Dabei werden häufig ausländische Arbeitskräfte (zum Beispiel aus dem osteuropäischen Raum) eingesetzt. Selbstverständlich ist zu gewährleisten, dass deren Arbeitsbedingungen unter menschlichen und rechtlichen Gesichtspunkten angemessen sind.

Betreuung tagsüber

Viele Pflegeheime bieten Menschen mit Demenz tagsüber eine Betreuung an. In einigen Orten gibt es auch spezialisierte Tageseinrichtungen für Demenzpatienten. Viele andere Tagespflegeeinrichtungen bieten eine stundenweise Betreuung und Pflege von etwa 8 bis 16 Uhr an. Die Betroffenen werden über einen Fahrdienst zu Hause abgeholt und danach wieder zurückgebracht. Auch eine Tagespflege nur für einzelne Stunden oder einzelne Tage in der Woche ist möglich. Hier lohnt es sich, bei den Einrichtungen in der nahen Umgebung nachzufragen, ob ein solches Angebot besteht.

Die Besucher können dort gemeinsam frühstücken, zu Mittag essen und am Nachmittag gibt es Kaffee und Kuchen. Dazwischen bieten gute Tagespflegeeinrichtungen individuelle Therapiegruppen an, in denen die Fähigkeiten der dementen Menschen gezielt gefördert werden können. Das kann über kognitives oder körperliches Training geschehen. Auch das Training von Alltagsfähigkeiten wie Kochen, Backen oder das Decken des Tisches steht oftmals auf dem Programm. In den Einrichtungen besteht auch die Möglichkeit, Zeitung zu lesen, zu basteln oder gemeinsam zu malen. Viele bieten Musikgruppen und gemeinsames Tanzen an. Der feste Tagesablauf in diesen Einrichtungen bietet Demenzkranken Halt und Sicherheit und nicht zuletzt die wichtigen sozialen Kontakte. Nicht selten bilden sich tiefe Freundschaften oder sogar richtige Beziehungen unter den Besuchern. Gerade wenn die Angehörigen noch berufstätig sind oder die Betroffenen noch zu Hause leben wollen, aber tagsüber vereinsamen, ist eine solche Einrichtung eine gute Sache.

BETREUUNG ÜBER NACHT MÖGLICH: Ähnlich wie Tagespflegeeinrichtungen gibt es auch in einigen großen Städten Pflegeeinrichtungen und ambulante Dienste, die eine Nachtpflege anbieten, bei der die Betroffenen, die vielleicht nachts unruhig sind oder allein Angst haben, abends zu Hause abgeholt und morgens wieder zurückgebracht werden. Allerdings sind diese Angebote derzeit rar gesät.

Demenz-Wohngemeinschaften

Ein innovatives Wohnkonzept ist eine Wohngemeinschaft mit anderen Demenzkranken – ein Modell, das sich in den letzten Jahren trotz der höheren Kosten, die dieses Angebot beinhaltet, zunehmender Beliebtheit erfreut. Im Gegensatz zu klassischen Pflegeheimen bieten Wohngemeinschaften Menschen mit Demenz ein Zuhause in einer familiären Umgebung, die sich an den bisherigen eigenen Lebensalltag anlehnt. Eine Demenz-WG kann entweder von den

DEN RICHTIGEN PFLEGEDIENST FINDEN

Unterstützung im eigenen Zuhause kann eine große Hilfe sein. Prüfen Sie möglichst genau, wer zu Ihnen passt.

CHECKLISTE FÜR DAS BERATUNGSGESPRÄCH:

- ○ Bietet der Pflegedienst alle Leistungen an, die wir brauchen?
- ○ Können wir beim Pflegedienst oder einem Partner auch nötige Hilfsdienste buchen, etwa einen Hausnotruf oder andere Betreuungsangebote?
- ○ Erhalten wir alle wichtigen Informationen über Leistungen, Kosten und Bedingungen vor Vertragsabschluss schriftlich?
- ○ Können wir die Informationen nachvollziehen und sinnvoll mit anderen Diensten vergleichen?
- ○ Werden Nachfragen verständlich und freundlich beantwortet?
- ○ Kommt der Pflegedienst zu einer festen, verlässlichen Zeit?
- ○ Wird auf unsere persönlichen Wünsche Rücksicht genommen?
- ○ Sind die Pflegekräfte für die individuellen Bedürfnisse von Menschen mit Demenz geschult?
- ○ Können vereinbarte Leistungen auch wenige Tage vorher noch geändert, abgesagt oder verschoben werden?
- ○ Wie lange dauert eine Umstellung, falls der Pflegedienst häufiger kommen soll?
- ○ Gibt es einen 24-Stunden-Bereitschaftsdienst? Ist dieser gut erreichbar?
- ○ Bleibt der Pflegedienst von sich aus im Kontakt mit der Hausarztpraxis, wenn Verschlechterungen auffallen?

Quelle: Sofort Hilfe im Pflegefall, Pflege organisieren, Alltagshilfen finden, Anträge bewältigen, Juni 2024, Stiftung Warentest

ZUR VORBEREITUNG:

Welche Unterstützung benötigen wir? In welchen Bereichen soll ein Pflegedienst tätig werden? (Haushalt, Körperpflege usw.)

Worauf legen wir besonderen Wert?
(Einhaltung bestimmter Zeiten, kein zu häufiger Personalwechsel, Nichtraucher usw.)

Welche Anbieter gefallen uns? Warum?

Haben wir weitere wichtige Fragen?

Betroffenen selbst gegründet werden oder man erfragt bei den Pflegeberatungsstellen, wo es sie bereits in der Nähe gibt.

In der Regel leben acht bis zwölf Menschen mit Demenz in einer Wohngemeinschaft, es gibt aber auch Zweier- oder Dreier-WGs. Die Wohnungen können mit den eigenen Möbeln möbliert werden und bieten den Bewohnern so ein Gefühl von Geborgenheit und Sicherheit. Dabei gestalten die Bewohner ihren Alltag weitgehend selbstständig und können bei Bedarf von qualifizierten Fachkräften wie ambulanten Pflegediensten unterstützt werden. Die Betreuungspläne können dann individuell auf die Bedürfnisse und Fähigkeiten der einzelnen Bewohner abgestimmt werden. Manchmal helfen Angehörige oder eine Haushaltshilfe beim Haushalt. Bei Bewohnern mit fortgeschrittener Demenz ist es in der Regel nötig, dass zwei bis drei Pflege- und Hilfskräfte in mehreren Schichten anwesend sind, um die Bewohner zu betreuen. Das umfasst auch mindestens eine Pflegekraft während der Nacht.

Die Wohngemeinschaften bieten den Bewohnern die Möglichkeit, soziale Kontakte nach außen sowie untereinander zu knüpfen und zu pflegen. Da Demenzkranke in der eigenen Wohnung leicht vereinsamen, kann eine Demenz-WG eine geeignete Wohnform sein, um sozial integriert zu bleiben. In der Regel sind diese WGs auch in die Gemeinden eingebunden, damit die Bewohner die Möglichkeit haben, am gesellschaftlichen Leben teilzunehmen. Studien zeigen, dass das Leben in einer Demenz-Wohngemeinschaft den Krankheitsverlauf verlangsamen kann.

Es gibt aber es auch einige Herausforderungen, die mit dem Leben in einer Demenz-Wohngemeinschaft verbunden sind. Die Bewohner haben meist nur einen kleinen Rückzugsraum und das Zusammenleben erfordert ein hohes Maß an Rücksicht und Absprachen sowie Kompromissfähigkeit. Für Menschen mit hohem Aggressionspotenzial oder einer starken Agitiertheit ist eine Demenz-WG in der Regel nicht geeignet. Außerdem sollten die Angehörigen regelmäßig in die Wohnung kommen, sich gegebenenfalls um den Haushalt kümmern oder nach dem Rechten sehen. Reicht die Arbeit des Pflegedienstes aus? Oder muss die Betreuung ausgebaut werden? Eine Demenz-WG kann eine Alternative sein, wenn Menschen mit Demenz im Alltag regelmäßig Hilfe brauchen. Eine große Wohnung ist in der Regel günstiger als entsprechend viele einzelne Wohnungen. Zudem gibt die Pflegekasse einen monatlichen Extra-Zuschuss für WGs mit ambulanter Pflege. Möglich ist auch eine 24-Stunden-Betreuung durch mehrere Pflegekräfte, die mit in der WG wohnen.

Die Kosten können dann in einer WG von allen gemeinsam bezahlt werden und sind damit leichter zu finanzieren, als wenn eine Person die Kosten allein tragen muss.

Pflegeheim oder betreutes Wohnen?

Sehr häufig sind die ersten Gedanken um die Betreuung von Menschen mit Demenz, die gewohnte Umgebung so lange wie möglich zu erhalten oder zumindest zu simulieren. Oft müssen die Angehörigen aber auch an einem bestimmten Punkt eingestehen, dass diese Angebote nicht mehr ausreichen. Dann ist trotz aller anderer Unterstützungsmöglichkeiten ein Pflegeheim oder ein Wohnen mit mehr Betreuung notwendig. Die Suche nach einem geeigneten Pflegeheim für einen Demenzpatienten erfordert sorgfältige Überlegungen und Recherchen. Hier sind zunächst einige Schritte, die bei der Auswahl helfen können.

Man kann sich bei Pflegeberatungsstellen, Wohnberatern, Wohlfahrtsverbänden oder der Stadtverwaltung über bestehende und geplante Pflegeeinrichtungen in der Nähe informieren. Es gibt hier viele Optionen. Die Pflegekassen listen in ihren Datenbanken Einrichtungen im Umkreis des gewünschten Standorts direkt mit Preisen und den Ergebnissen der offiziellen Qualitätsprüfungen auf. Diese Daten sagen aber wenig aus über die tatsächlich erlebte Qualität. Am besten macht man sich ein eigenes Bild vor Ort. Wie ist die Atmosphäre, wie gehen die Pfleger mit den Bewohnern um und was wird in dem Haus alles angeboten? Die meisten Heime bieten die Möglichkeit, am Essen teilzunehmen. Im Rahmen einer Kurzzeitpflege ist auch eine Art „Probewohnen" möglich. Die Situation in den Pflegeheimen hat sich in den letzten Jahren sehr verbessert. In den meisten Pflegeheimen sind Einzelzimmer mit Balkon mittlerweile Standard und sogar gesetzlich verpflichtend. Auch die Einrichtung mit den eigenen Möbeln ist machbar. Oft gibt es einen Garten, den die Bewohner gemeinsam nutzen können. Zur Aktivierung werden zudem in der Regel mehrerer Gruppenaktivitäten angeboten, wie Singkreise, Basteln, Tanzen oder Gymnastik. Regelmäßig sollten auch Spaziergängen oder Ausflüge, beispielsweise in den Zoo, oder der Besuch von Gottesdiensten auf dem Programm stehen.

Daneben sollten auch Therapieangebote wie das Training der Alltagsfähigkeiten mit gemeinsamem Kochen und Einkaufen bestehen und spezielle Betreuungskräfte für solche Aktivitäten angestellt sein.

Eine Alternative zum Pflegeheim kann das „betreute Wohnen" sein, bei dem mehrere Menschen in barrierefreien Ein- oder Zwei-Zimmerwohnungen in einem großen Wohnkomplex zusammenleben. Allerdings steht Menschen mit Demenzdiagnose diese Wohnform nicht überall zur Verfügung. Diese Wohnform ist außerdem eher etwas für Paare, bei denen der eine an einer Demenz leidet.

Das „Wohnen mit Service" bietet meist einen Grundservice mit Hausmeisterdienst und hauseigenem Hausnotrufsystem sowie Gemeinschaftsräumen und Freizeitangebot. Je nach Bedarf können Pflege- und Unterstützungsleistungen hinzugebucht werden, etwa Hilfe bei der Körperpflege, im Haushalt oder beim Einkaufen. Viele bieten Fahr- und Bringdienste an oder organisieren Besuchs- und Begleitdienste. Gebucht werden kann außerdem ein Essensservice wie Essen auf Rädern oder gemeinsame Mahlzeiten mit den anderen Bewohnern. Zum Wohnkomplex gehören je nach Größe auch Ärzte und Pflegekräfte oder es gibt eine Kooperation mit einem Pflegeheim oder Pflegedienst in der Nähe. Es gibt auch sogenannte Seniorenresidenzen oder Seniorenstifte, die neben dem Grundservice und den Zusatzleistungen noch mehr Leistungen anbieten, wie ein eigenes Schwimmbad, regelmäßige Kulturveranstaltungen im hauseigenen Theater, Restaurants und einen großen Park. Dementsprechend höher ist dann meist auch der Preis, der pro Monat gezahlt werden muss. Das können leicht mehrere Tausend Euro sein, die als Eigenanteil gezahlt werden müssen.

Den Alltag für Menschen mit Demenz zu unterstützen und die Betreuung zu erleichtern kann auf ganz unterschiedlichen Wegen möglich sein. Die Beschäftigung mit den vielfältigen Angeboten und Möglichkeiten kann durchaus Zeit kosten. Doch diese sollten Sie sich nehmen. Zum einen haben Sie gesehen, wie die Selbstständigkeit der Betroffenen lange erhalten werden und immer wieder angepasst werden kann, und zum anderen geht es auch darum, die beste Lösung für alle Angehörigen zu finden.

PFLEGEGRAD, VORSORGE & CO

Nach der Diagnose einer Demenz stehen sicher viele andere Dinge wie die Therapien oder auch die häusliche Situation zuerst im Vordergrund. Doch viele organisatorische Themen müssen nun dennoch mitgedacht werden.

Pflegegrad frühzeitig beantragen

Für die passende Unterstützung müssen die Rahmenbedingungen geklärt sein. An erste Stelle steht der Pflegegrad, der für viele Leistungen entscheidend ist.

Auch wenn die gesundheitliche Situation emotional belastend ist – der ganze leidige Papierkram wie Vorsorgevollmacht, Patientenverfügung und Betreuungsverfügung oder Testament sollte schon frühzeitig in Angriff genommen werden, bevor Betroffene mit Demenz vielleicht nicht mehr in der Lage sind, solche weitreichenden Entscheidungen zu treffen. Daher empfehlen wir, diese Dinge rechtzeitig zu regeln. Es geht also darum, frühzeitig zu handeln.

Ein wesentlicher Punkt ist die finanzielle Belastung, die sich durch die neue und sich im Laufe der Zeit verschärfende Betreuungs- und Pflegesituation ergibt. Der erste Schritt ist daher die Beantragung eines Pflegegrads bei der Pflegekasse im Falle von gesetzlich versicherten Menschen beziehungsweise bei der privaten Krankenversicherung bei Privatversicherten. Nach dem Pflegegrad richten sich Höhe und Umfang des Pflegegelds, das jedem Menschen mit Demenz zusteht. Das kann zunächst formlos per Telefon, E-Mail oder Brief an die Pflegekasse oder Versicherung geschehen. Auf einem Formular muss dann eingetragen werden, inwieweit Pflege benötigt wird. Viele Menschen mit leichter Demenz scheuen sich davor, einen Pflegegrad zu beantragen, weil Körperpflege und Toilettengang eigentlich noch funktionieren. Aber auch bei leichten Einschränkungen im Rahmen einer Demenz, beispielsweise wenn jemand benötigt wird, der anwesend ist und unterstützt, kann dies durchaus die Zuweisung eines Pflegegrades 1 oder 2 rechtfertigen. Es ist sicher hilfreich, wenn Sie einen Bericht vom behandelnden Arzt, der die Diagnose gestellt hat, mitschicken. Idealerweise empfiehlt dieser in seinem Schreiben die Überprüfung eines Pflegegrades. Sie können sich rund um Fragen zur Pflege ausführlich beraten lassen (siehe Seite 148). Wird das ausgefüllte Formular wieder an die Pflegekasse zurückgesendet, kommt innerhalb von zwei Wochen nach dieser Antragsstellung ein Gutachter des Medizinischen Dienstes (MDK) oder bei Privatversicherten ein entsprechend beauftragter Dienst nach Hause und überprüft, wie selbstständig der Erkrankte den Alltag bewältigen kann.

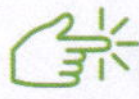

PFLEGEGRAD BEI DEMENZ: Menschen in einem frühen Stadium werden häufig zunächst in Pflegegrad 2 eingestuft, Erkrankte in fortgeschrittenen Stadien erhalten entsprechend höhere Pflegegrade, der höchste ist Grad 5. Am Pflegegrad orientiert sich dann das Pflegegeld für Geld- und Sachleistungen für die Pflege.

Der Gutachterbesuch

Auf den Besuch des Gutachters sollte man sich gut vorbereiten. Arztbriefe mit der Diagnose und der bisherigen Vorgeschichte sollten zusammen mit dem Medikamentenplan in einer Mappe zusammengestellt sein. War bereits ein Pflegedienst im Einsatz, muss auch die Pflegemappe, in der die erforderlichen Handlungen und Bemerkungen des Pflegedienstes für jeden Besuch eingetragen werden, griffbereit sein. Ist bisher noch kein ambulanter Pflegedienst eingeschaltet und haben die Angehörigen sich bisher um die Pflege gekümmert, sollten sie ein Pflegetagebuch führen, in das sie jeden Tag eintragen, was notwendig war oder was alles an dem Tag passiert ist. Schließlich kann der Gutachter selbst nur die Verfassung des Betroffenen im Moment seines Besuchs bewerten.

Nicht wenige Demenzkranke betrachten den Besuch des Gutachters als Eingriff in ihre Privatsphäre und lehnen diesen zunächst ab. Oder sie verneinen, dass sie tatsächlich Hilfe benötigen. Es kann auch vorkommen, dass Alltagsaufgaben, die schon lange nicht mehr richtig klappen, genau an diesem Tag wieder funktionieren, weil die Betroffenen sich dann sehr bemühen. Niemand gibt gerne vor Fremden zu, dass er Hilfe benötigt, nicht mehr allein auf die Toilette gehen kann oder sich in der eigenen Wohnung verläuft. Der Besuch sollte daher von langer Hand vorbereitet sein. Viel Einfühlungsvermögen und gegenseitiges Verständnis ist sowohl von den Betroffe-

BERATUNGSMÖGLICHKEITEN BEI FRAGEN ZUR PFLEGE

ANLAUFSTELLE	FÜR WEN?	WER BERÄT?	THEMEN	ORT
Gesetzliche Pflegekassen	Gesetzlich Pflegeversicherte und deren Angehörige.	Sozialversicherungsfachangestellte und Pflegefachkräfte.	Pflegeleistungen, Erleichterung des Alltags.	Beratungsstelle, Telefon, Hausbesuch möglich.
Private Krankenversicherer	Privat Krankenversicherte und deren Angehörige.	Sozialarbeiter, Gerontologinnen, Pflegefachkräfte.	Pflegeleistungen, Organisation des Alltags, Demenzberatung.	Telefon bei Compass Pflegeberatung, Hausbesuche möglich.
Pflegestützpunkte	Für jeden. Gesetzlich Versicherte haben aber Vorrang, Privatversicherte werden ggf. weiterverwiesen.	Unterschiedlich.	Pflegeleistungen, Organisation des Alltags.	Beratungsstelle, Telefon, Hausbesuch möglich.
Sozialer Dienst in Kliniken	Patienten und deren Angehörige.	Sozialarbeiter und Pflegekräfte der Klinik.	Unterstützung nach Klinikaufenthalt.	Am Klinikbett, in den Räumen des Dienstes.
Wohnberatungsstellen	Für jeden.	Architekten, Sozialpädagogen und andere mit einer Fortbildung im Bereich Wohnberatung.	Wohnformen im Alter, seniorengerechter Umbau, Fragen zu möglichem Umzug.	Zu Hause, Beratungsstelle.
Pflegetelefon des Familienministeriums	Für jeden.	Pflegefachkräfte und Psychologinnen.	Pflegeleistungen, Telefonseelsorge, Lotse zu Anbietern vor Ort.	Telefon unter 030/20179131.

nen als auch den Angehörigen erforderlich, damit keine falschen Tatsachen vorgespielt werden. Die Angehörigen sollten daher bei diesem Besuch dabei sein und dem Gutachter ihre Sicht der Situation und der Pflegebedürftigkeit schildern.

Nach dem Besuch entscheidet dann die Pflegekasse über den Pflegegrad und zahlt gegebenenfalls rückwirkend zum Datum des Antrags das Pflegegeld. Jeder, der einen Pflegegrad erhält, sollte danach eine Pflegeberatung in Anspruch nehmen. Wird die Pflege privat geleistet, ist der sogenannte Beratungseinsatz ab Pflegegrad 2 sogar verpflichtend. Diese Beratung kann zum Beispiel bei der Deutschen Alzheimer Gesellschaft, bei privaten oder gemeinnützigen Pflegeberatungsstellen oder Pflegestützpunkten erfolgen. Dabei werden nicht nur Informationen über die Demenzerkrankung und ihre Auswirkungen vermittelt, sondern auch gemeinsam Strategien entwickelt, um den Alltag besser zu bewältigen. Soll ein Pflegedienst eingeschaltet werden oder wollen die Angehörigen die erforderlichen Arbeiten vollumfänglich allein übernehmen? Die Betroffenen werden über weitere mögliche Hilfseinrichtungen wie Tagespflegeeinrichtungen informiert und wie sie diese Angebote bekommen. So muss zwischen Geldleistungen oder Sachleistungen wie Geldzahlungen für einen Pflegedienst oder eine Haushaltshilfe entschieden werden, auch Kombinationen sind möglich.

ANSPRUCH AUF FREIE TAGE: Möglicherweise ist der Angehörige, der die Pflege übernehmen will, noch berufstätig oder braucht aus anderen Gründen noch etwas Zeit, bis er dies übernehmen kann. Wenn man die Pflege für eine andere Person organisiert, haben Angestellte einen gesetzlichen Anspruch auf zehn freie Arbeitstage aufgrund der „kurzzeitigen Arbeitsverhinderung".

Was notwendig ist oder wie die Pflege geregelt wird, ist dabei natürlich von der Entwicklung der Erkrankung abhängig und muss im weiteren Verlauf an die jeweilige Situation angepasst werden. Das gilt auch für die Höhe des Pflegegrads, der regelmäßig überprüft werden sollte, wenn weitere Verschlechterungen auftreten.

Was, wenn der Pflegegrad falsch eingeschätzt wird? Innerhalb eines Monats nach Erhalt des Bescheids über den Pflegegrad kann Widerspruch eingelegt werden. Das kann formlos erfolgen, das heißt, es reicht zunächst aus, schriftlich mitzuteilen, dass man mit dem Bescheid nicht einverstanden ist und Widerspruch einlegt. Eine detaillierte Begründung kann später nachgereicht werden. In der Regel sollte die Begründung aber so bald wie möglich nachgesendet werden, idealerweise innerhalb von zwei bis drei Wochen. Darin sollte detailliert begründet werden, warum der festgelegte Pflegegrad als zu niedrig oder unangemessen betrachtet wird, etwa mit konkreten Beispielen und zusätzlichen Informationen zu den Pflegebedürfnissen. Bei der Formulierung des Widerspruchs kann der Pflegedienst oder ein Demenzberater helfen und Tipps geben, wie die Pflegebedürftigkeit besser dargestellt werden kann. Auch Selbsthilfegruppen, Beratungsstellen und Stellungnahmen des Arztes können dabei unterstützen. Falls der Widerspruch abgelehnt wird, besteht die Möglichkeit, Klage vor dem Sozialgericht zu erheben. In diesem Fall ist es oft sinnvoll, einen Anwalt für Sozialrecht hinzuzuziehen.

Wenn Hilfe abgelehnt wird

Viele Betroffene stehen dem Besuch eines Pflegedienstes in der eigenen Wohnung zunächst ablehnend gegenüber, auch wenn das ihren Alltag erleichtern würde. Gemeinsam reden ist dazu das A und O. Eine Pflege sollte daher möglichst früh angesprochen und die Ängste und Befürchtungen des Betroffenen müssen ernst genommen und gemeinsam diskutiert werden. Es liegt in der Natur der Erkrankung, dass diese oft verleugnet oder Verschlechterungen und Hilfsbedürftigkeit nicht mehr wahrgenommen werden. Doch ein Aufschieben verbessert die Situation nicht. Manchmal ist es sinnvoll, zunächst eine Haushalts- oder Putzhilfe einzusetzen, auch wenn das keine Leistung der Pflegeversicherung ist. Irgendwann werden die Betroffenen aber nicht mehr in der Lage sein, für sich selbst zu sorgen. Viele Betroffene – aber auch Angehörige – haben Scheu davor, einen Pflegegrad zu beantragen. Oft wird gesagt: „So schlimm ist es ja noch nicht" oder „Wir brauchen keine Pflege". Es kostet Überwindung, sich einzugestehen, dass es nicht mehr ohne Hilfe geht. Aber vielleicht hilft eine neue Perspektive: Man hat schließlich lange Jahre Versicherungsbeiträge gezahlt, und wenn ein Pflegegrad gewährt wird, stehen einem diese Leistungen zu. Der Pflegegrad hilft „vorsorglich", zum Beispiel wenn der pflegende Angehörige aufgrund eigener Krankheit oder aus anderen Gründen kurzfristig ausfällt. Dann ist der Pflegegrad notwendig, um ambulante oder stationäre Hilfen (Kurzzeitpflege) in Anspruch zu nehmen.

Die Vorsorge und Betreuung planen

Demenz kann ein selbstbestimmtes Leben unmöglich machen. Für diesen Zeitpunkt sollte man rechtzeitig planen und alles regeln.

Auch wenn es unangenehm ist, sich damit auseinander zu setzen, was passiert, wenn die Selbstbestimmtheit mehr und mehr abnimmt, sollte man dieses Thema keinesfalls auf die lange Bank schieben. Vorsorgevollmacht, Patienten- und Betreuungsverfügung sorgen dafür, dass Betroffene festlegen können, wie ihre Zukunft aussehen soll, wenn sie ihre Entscheidungen nicht mehr selbst treffen können und die Hilfe anderer benötigen. Mit rechtlicher Vorsorge ist nicht nur dem Betroffenen gedient, auch die Angehörigen erfahren so wertvolle Unterstützung. Im Folgenden geht es um die Patientenverfügung, die Vorsorgevollmacht und die Betreuungsverfügung sowie die wichtigsten Informationen rund um das Testament.

Wie soll oder kann das Leben jetzt weitergehen und was passiert, wenn man nicht mehr für sich selbst entscheiden kann, sondern auf Betreuung angewiesen ist? Bereits früh sollten diese Fragen am besten mit der ganzen Familie diskutiert werden (siehe Seite 131). Wer kann und möchte die gesetzliche Betreuung übernehmen? Im Idealfall sollte man gemeinsam mit der Familie oder engen Vertrauenspersonen diskutieren, wie die nächsten Schritte aussehen können. Was ist, wenn Hilfe bei grundlegenden Aktivitäten des täglichen Lebens wie Essen, Anziehen, Baden und Toilettengang erforderlich wird oder der Demenzkranke nicht mehr sicher alleine zu Hause leben kann und möglicherweise in ein Pflegeheim oder eine betreute Wohneinrichtung umziehen muss? Wie soll die Pflege organisiert werden und wer übernimmt dafür die Verantwortung? Wer spricht mit den Ärzten und trifft Entscheidungen? Wer kann sich um die finanziellen Dinge kümmern? Es hat zwar viele organisatorische Vorteile, wenn die Verantwortung im Wesentlichen bei einer Person, etwa dem Ehepartner, liegt, doch es sollte immer auch ein Vertreter benannt werden. Die Angehörigen müssen auch über ihre eigenen Erwartungen sprechen. Ein Plan, wie das zukünftige Leben aussehen soll, ist gut, doch auch an Alternativen sollte gedacht werden. Nicht immer kann alles vorgeplant werden, es braucht also auch einen Plan B, wenn Unvorhergesehenes eintritt. So können auch die Angehörigen, wenn sie entschieden haben, die Pflege zu übernehmen, selbst erkranken oder so überfordert sein, dass sie die Pflege nicht länger leisten können. Dem sollte man vorbeugen, indem man diese Fragen frühzeitig gemeinsam offen diskutiert.

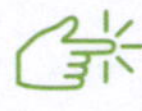

BERATUNG NUTZEN: Wichtig ist, von Anfang an die Beratung anzunehmen, die jedem zusteht. Auch ein allein lebender Demenzkranker ohne Angehörige kann und sollte gemeinsam mit einem Demenzberater sein zukünftiges Leben planen. Nutzen Sie zu Fragen der Vorsorgevollmacht, Patienten- und Betreuungsverfügung und Testament auch „Das Vorsorge-Set" und „Das Nachlass-Set" der Stiftung Warentest. Das Set erklärt, wie Sie einfach und schnell vorsorgen, und alle Formulare sind darin enthalten.

Wenn andere entscheiden müssen

Eine Vorsorgevollmacht ist ein Dokument, in dem eine oder mehrere Personen bevollmächtigt werden, im Namen eines Erkrankten, der zu einem späteren Zeitpunkt nicht mehr selbstständig dazu in der Lage ist, Entscheidungen zu treffen. Diese sollen also dann übernommen werden, wenn die Geschäftsunfähigkeit eingetreten ist. Das kann sowohl medizinische als auch finanzielle und rechtliche Angelegenheiten betreffen. Eine Vorsorgevollmacht ist für jeden sinnvoll, denn auch kurzfristig – etwa bei einem Unfall – kann man vorübergehend geschäftsunfähig werden. Mit einer Vorsorgevollmacht lässt sich sicherstellen, dass keine Personen, die der Betroffene nicht kennt oder der er nicht vertraut, vom Gericht als Betreuer bestellt werden. Man kann hingegen Personen bestimmen, denen man vertraut und von denen man glaubt, dass sie im eigenen Sinne entscheiden und handeln. Diese können dann schnell und unbürokratisch Entscheidungen treffen, ohne erst eine gerichtliche Genehmigung einholen zu müssen. Ein kritischer Punkt für viele Menschen ist, zu überlegen, wer ihre Finanzen verwalten soll, wenn sie selbst dazu nicht mehr in der Lage sind. Schon frühzeitig sollte dies mit Vertrauenspersonen und Angehörigen besprochen und für den Fall der Fälle entsprechende Vollmachten hinterlegt werden (siehe Seite 151). Entscheidend ist auch, dass die Kosten für eventuelle Umbaumaßnahmen in der Wohnung, die Pflege und gegebenenfalls die Miete für betreutes Wohnen geregelt werden. Am besten trommelt man den Familienrat zusammen und bespricht offen alle wichtigen Fragen. Besprochen werden sollte außerdem, was mit dem Nachlass geschehen soll, ein Testament sollte frühzeitig hinterlegt worden sein.

Was bedeutet geschäftsfähig?

Um eine Vorsorgevollmacht zu erstellen oder ein standardisiertes Formular auszufüllen, muss man uneingeschränkt geschäftsfähig sein. Bei einer Patienten- oder Betreuungsverfügung (siehe Seite 158) reicht dagegen die Fähigkeit zur Einwilligung aus. Die neue S3-Leitlinie Demenz der Fachgesellschaften für Neurologie und Psychiatrie hat für Menschen mit Demenz hat spezifische Kriterien zur Beurteilung der Geschäftsfähigkeit aufgestellt. Sie betont, dass die Geschäftsfähigkeit nicht pauschal allein durch die Diagnose einer Demenz aufgehoben wird, sondern individuell geprüft werden muss. Sie hängt von der Schwere der Erkrankung und der Fähigkeit ab, die Tragweite und Konsequenzen einer bestimmten Handlung zu verstehen. Dazu muss eine genaue Einschätzung der kognitiven Fähigkeiten des Betroffenen in Bezug auf die konkrete Entscheidung erfolgen. Bei leichten kognitiven Beeinträchtigungen oder leichter Demenz können Patienten oft noch geschäftsfähig sein, während bei fortgeschrittener Demenz in der Regel keine Geschäftsfähigkeit mehr besteht. Entscheidend ist, ob der Patient die Bedeutung und die Folgen seiner Entscheidungen noch verstehen und abwägen kann. Dazu gehören das Erkennen von Risiken und das Verständnis der rechtlichen und wirtschaftlichen Konsequenzen einer Handlung. Für die Beurteilung der Geschäftsfähigkeit können der Hausarzt, Fachärzte für Psychiatrie und Psychotherapie oder Neurologie hinzugezogen werden. Wenn erhebliche Zweifel an der Geschäftsfähigkeit bestehen, sollte eine gesetzliche Betreuung in Erwägung gezogen werden, um sicherzustellen, dass die Interessen des Patienten gewahrt bleiben. Bereits nach der Diagnosestellung einer Demenz sollten daher die Betroffenen mit ihren Angehörigen und Vertrauenspersonen über ihre Wünsche sprechen und gemeinsam klären, was eventuelle Vorsorgedokumente enthalten sollten. Solange der Erkrankte noch in der Lage ist, die Konsequenzen seiner Entscheidungen nachzuvollziehen, kann er Vorsorgevollmacht und Betreuungsverfügung selbst ausgestalten und unterschreiben. Am besten sollte die Vorsorgevollmacht notariell beglaubigt werden, etwa bei Grundbesitzgeschäften. Aber ein Muss ist die notarielle Beglaubigung im Normalfall nicht. Eine Vorsorgevollmacht bietet eine Lösung, um sicherzustellen, dass der Partner im Bedarfsfall Entscheidungen treffen kann. Das Notvertretungsrecht erleichtert die Situation in medizinischen Notfällen, ersetzt aber nicht die umfassende Vorsorgevollmacht: So darf ein Partner den anderen in Gesundheitsangelegenheiten im Rahmen des Notvertretungsrechtes nur sechs Monate vertreten.

Das Notvertretungsrecht

Das seit Januar 2023 geltende Notvertretungsrecht bietet Ehegatten und eingetragenen Lebenspartnern eine rechtliche Grundlage, um in gesundheitlichen Notfällen schnelle und notwendige Entscheidungen zu treffen, wenn der betroffene Partner dazu nicht mehr in der Lage ist. Es gilt aber höchstens für die Dauer von sechs Monaten. Das Recht umfasst auch die Zustimmung zu medizinischen Maßnahmen und Behandlungen wie die Einwilligung in eine Operation. Sogar die Zustimmung zu freiheitsentziehenden Maßnahmen für die Höchstdauer von sechs Wochen sieht das Gesetz vor. Ebenso sind Behandlungsverträge mit einer Reha- oder Pflegeeinrichtung erlaubt. Wenn Ehepartner nicht zusammenleben, fällt das Notvertretungsrecht weg. Ist die Frist von sechs Monaten abgelaufen, setzt das Betreuungsgericht einen Betreuer ein. Das kann durchaus der Ehepartner sein, der die Betreuung ehrenamtlich übernimmt. Wenn man explizit nicht möchte, dass der Ehepartner ein Notvertretungsrecht erhält, kann man beim Zentralen Vorsorgeregister Widerspruch gegen das Notvertretungsrecht der Partnerin oder des Partners eintragen lassen. Übrigens gilt das Notvertretungsrecht nicht

WER BRAUCHT WAS?

Wenn man nicht verheiratet ist oder in anderen Familienkonstellationen lebt, sollte man sich ebenso um Vorsorgevollmacht und Co kümmern.

Für Paare ohne Trauschein ist die Vorsorgevollmacht ein Muss, denn Zusammenlebende vertreten sich nicht automatisch gegenseitig. Ebenso dienen die Betreuungs- und Patientenverfügung als zusätzliche Sicherheit. Das Testament ist dann ein Muss, wenn die gesetzlichen Erben (noch lebende Eltern beziehungsweise Geschwister) nicht erben sollen.

Alleinstehende mit Vertrauensperson müssen unbedingt eine Vorsorgevollmacht erstellen, wenn sie von einer nahestehende Person (ein guter Freund oder Geschwister) vertreten werden sollen. Wichtig ist grundsätzlich das uneingeschränkte Vertrauen in diese Person. Auch hier gilt Betreuungs- und Patientenverfügung sind kein Muss, aber ratsam. Testament ist notwendig, falls gesetzliche Erben wie Geschwister, Nichten oder Neffen nicht erben sollen.

Alleinstehende ohne Vertrauensperson brauchen keine Vorsorgevollmacht. Für sie ist aber umso wichtiger eine Betreuungsverfügung. Gibt es diese nicht, bestellt das Gericht einen Betreuer. Eine Patientenverfügung sorgt hier dafür, dass die eigenen Wünsche und Vorstellungen möglichst zur Geltung kommen. Ein Testament ist notwendig, falls andere Erben als Eltern, Geschwister oder andere Verwandte gewünscht sind.

für den Zugriff auf das Konto und die Verwaltung von Vermögen. Dazu ist eine Bankvollmacht nötig. Obwohl das Notvertretungsrecht eine wertvolle Absicherung darstellt, ersetzt es nicht die umfassende Vorsorge, die durch eine Vorsorgevollmacht gewährleistet wird. Daher ist es ratsam, eine Vorsorgevollmacht zu erstellen, um auch finanzielle und rechtliche Angelegenheiten abzudecken und eine langfristige Absicherung zu gewährleisten.

Vertrauen gefragt: Die Vorsorgevollmacht

Im Rahmen einer Vorsorgevollmacht legt man schriftlich fest, wer im Ernstfall Entscheidungen treffen soll. Sie ist eine Vollmacht für eine Person des Vertrauens, mit Ärzten, Behörden oder der Bank zu sprechen. Mit der Vorsorgevollmacht wird die oder der Bevollmächtigte zur rechtlichen Vertretung erklärt. Datum und Unterschrift sind nötig, damit die Vollmacht ihre Gültigkeit erlangt. Beim Ausfüllen und Erstellen einer Vorsorgevollmacht ist es wichtig, im Zweifelsfall rechtlichen Rat einzuholen, um sicherzustellen, dass die Vollmacht den persönlichen Bedürfnissen und rechtlichen Anforderungen entspricht. Uneingeschränktes Vertrauen ist hierbei unerlässlich, denn die bevollmächtige Person ist später eventuell die Vertretung bei allen wichtigen Entscheidungen, auch in Fragen der medizinischen Behandlung, der Wahl des Aufenthaltsortes, bei Bank- und Geldgeschäften. Sie sollte in der Lage sein, mit Ärzten Entscheidungen zu treffen, vor Gericht Anträge zu stellen und bei der Kranken- und Pflegeversicherung Leistungen zu beantragen. Sie muss gegebenenfalls Vermögen verwalten und eventuell Haus oder Eigentumswohnung verkaufen können.

Bevollmächtigten sollte klar sein, welche Verantwortung sie übernehmen und dass der Zeitaufwand nicht zu unterschätzen ist. Dabei ist es ratsam, für jeden Bevollmächtigten eine eigene Vorsorgevollmacht auszustellen, in der die Aufgabenbereiche klar definiert sind. Bei der Vorsorgevollmacht wird zwischen Außen- und Innenverhältnis unterschieden. Vollmachtgeber sollten die Befugnisse der Bevollmächtigten eindeutig festlegen. Dann können die Ausgewählten im Außenverhältnis uneingeschränkt handeln. Im Innenverhältnis lassen sich gegebenenfalls Einzelheiten zum Gebrauch der

Vollmacht und zum Verhältnis der Bevollmächtigten untereinander regeln. Der Vorteil dabei: Beide Bevollmächtigten können uneingeschränkt handeln. Ist ein Bevollmächtigter verhindert, kann der andere einspringen. So entsteht keine ungeklärte Situation, die eventuell die Einsetzung eines Betreuers zur Folge hätte. Außerdem kann die Doppelvollmacht Missbrauch verhindern, weil die Bevollmächtigten sich gegenseitig kontrollieren. Sollten die Bevollmächtigten uneins sein, kann der Streit vor Gericht landen. Dann muss das Betreuungsgericht entscheiden. Es kann einen Betreuer einsetzen, der als neutrale Person die Interessen des Betroffenen vertritt. Dem kann man vorbeugen, indem festgelegt wird, wer bei Unstimmigkeiten die Entscheidungsgewalt übernehmen soll.

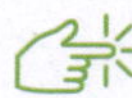

WAS BEDEUTET „AUSSEN- UND INNENVERHÄLTNIS"? Wer das Formular ausfüllt und eine Person bevollmächtigt, autorisiert sie, gegenüber Dritten wie etwa Behörden im Außenverhältnis zu handeln. Das Innenverhältnis betrifft nur das Verhältnis zwischen Vollmachtgeber und Bevollmächtigtem und regelt die Befugnisse des Letzteren.

Es ist sinnvoll, die Vorsorgevollmacht beim Zentralen Vorsorgeregister zu registrieren. Dann erhalten Ärzte die Information, dass es eine Vorsorgevollmacht gibt und wer bevollmächtigte Kontaktpersonen sind. Man sollte auch immer einen Notfallausweis bei sich führen, damit im Ernstfall eine wichtige Person verständigt werden kann. Ist die Registrierung erfolgt, kann man die ZVR-Card (Zentrales Vorsorgeregister-Card) im Scheckkartenformat unter www.vorsorgeregister.de kostenlos anfordern. Notfallausweise zum Download gibt es auch im Internet, bei der Pflegekasse oder bei Sozialverbänden.

Wenn widerrufen werden muss

Wenn man eine Vollmacht erteilt hat und das Vertrauensverhältnis gestört wird, kann die Vollmacht jederzeit widerrufen und die Unterlage zurückgefordert werden. Wenn eine Bankvollmacht erteilt wurde, sollte sie bei der Bank so schnell wie möglich widerrufen werden. Man sollte wissen, dass die Möglichkeit des Widerrufs einer Vollmacht von der Geschäftsfähigkeit abhängig ist. Daher sollte bereits beim Erstellen der Vollmacht ein Kontrollbevollmächtigter benannt werden, der im Bedarfsfall eine Vollmacht widerrufen kann. Hat ein Bevollmächtigter missbräuchlich gehandelt und einen finanziellen Schaden zugefügt, kann der Vollmachtgeber Schadensersatzansprüche geltend machen. Das kann auch ein neuer Bevollmächtigter, ein Erbe oder Betreuer tun. Gibt es keine Vertrauensperson, bleibt zunächst nur der Weg der gesetzlichen Betreuung. Man kann sich an einen ansässigen Betreuungsverein wenden, bei dem sich ehrenamtliche und Berufsbetreuer engagieren. Mit einer Betreuungsverfügung kann man einen Wunschbetreuer benennen. Kirchen, Wohlfahrtsverbände und Rechtsanwälte sind ebenfalls Ansprechpartner bei der Suche nach einem geeigneten Betreuer. Rechtsanwälte können die Betreuung auch selbst übernehmen. Die Frage der Kostenübernahme sollte geklärt und geregelt werden.

Eine wichtige Ergänzung: Die Betreuungsverfügung

Wer eine Vorsorgevollmacht erteilt hat, braucht nicht zwingend auch eine Betreuungsverfügung. Ratsam ist sie dennoch. Sie dient der zusätzlichen Sicherheit. Falls der in der Vorsorgevollmacht festgelegte Bevollmächtigte die Aufgaben nicht übernehmen kann oder will und der Vollmachtgeber keine weiteren Personen eingesetzt hat, steht man ohne Bevollmächtigten da. In diesem Fall setzt das Gericht einen Betreuer ein. Mithilfe der Betreuungsverfügung kann man festschreiben, wer das Amt übernehmen soll. Sie können in der Verfügung auch Wünsche zur Art und Weise der Betreuung äußern.

Für eine Betreuungsverfügung muss man nicht uneingeschränkt geschäftsfähig sein. Auch Menschen mit Demenz, die in ihrer Geschäftsfähigkeit eingeschränkt sind, können eine Betreuungsverfügung erstellen, solange sie die Tragweite ihrer Entscheidung verstehen. In manchen Fällen kann es hilfreich sein, ein ärztliches Attest beizufügen, das die Einwilligungsfähigkeit der Person zum Zeitpunkt der Erstellung der Verfügung bestätigt, um spätere Zweifel zu vermeiden. Eine notarielle Beurkundung ist nicht zwingend erforderlich, kann aber zusätzliche Sicherheit bieten, insbesondere wenn Zweifel an der Einwilligungsfähigkeit bestehen. Oft sichern sich Notare dadurch ab, dass sie eine Beurteilung der Einwilligungsfähigkeit durch einen Arzt verlangen. Diese sollte der Arzt dann auch erstellen. Man kann in der Betreuungsverfügung festlegen, wer Betreuer werden und welche Aufgaben er übernehmen soll. Wie soll der Betreuer die Wünsche und Bedürfnisse des Betroffenen berücksichtigen? Welche medizinischen Behandlungen sollen oder sollen nicht durchgeführt werden? Man kann auch festlegen, ob man in einem Pflegeheim leben möchte oder ob eine andere Wohnform bevorzugt wird. Eine Betreuungsverfügung muss schriftlich verfasst sein und von vom Betroffenen unterschrieben werden. Man kann sie selbst verfassen oder sich von einem Rechtsanwalt oder Notar beraten lassen. Es ist wichtig, dass die Verfügung klar und eindeutig formuliert ist. Die Betreuungsverfügung wird entweder zu Hause aufbewahrt oder beim Betreuungsgericht hinterlegt. Es ist ratsam, mehrere Kopien der Verfügung anzufertigen und diese an Angehörige und Freunde zu verteilen. In vielen Vorsorgevollmachten ist eine Klausel enthalten, dass sie erst im Falle der Geschäftsunfähigkeit greift. Es ist jedoch auch möglich, eine Vorsorgevollmacht so zu gestalten, dass sie sofort wirksam wird, also auch dann gilt, wenn man noch geschäftsfähig ist. Dies kann zum Beispiel sinnvoll sein, um administrative Aufgaben zu delegieren, auch wenn keine Geschäftsunfähigkeit vorliegt. Eine Betreuungsverfügung hingegen gilt erst im Fall der fehlenden Geschäftsfähigkeit.

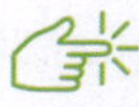

BETREUUNG IST KEINE ENTMÜNDIGUNG! Das heutige Betreuungsverfahren hat nichts mit der früheren Entmündigung zu tun, denn es geht nicht darum, dem Betreuten einen Willen aufzudrängen. Der Betreuer soll den Betreuten dabei unterstützen, seine Wünsche umzusetzen und ihn in Angelegenheiten, die er selbst nicht regeln kann, zu vertreten.

Ihr Wille im Ernstfall: Die Patientenverfügung

Mit einer Patientenverfügung legt man fest, welchen medizinischen Maßnahmen man zustimmt, falls man sich selbst dazu im weiter fortgeschrittenen Stadium einer Demenz oder aufgrund eines anderen

Erkrankungsfalls nicht mehr äußern kann. Festgeschrieben wird die Art der lebenserhaltenden Maßnahmen, die der Patient wünscht. Ärzte müssen sich daran halten. Die Verfügung ist auch eine Entlastung für den Bevollmächtigten, er kann jederzeit darauf verweisen. Es ist wichtig ist, dass die Patientenverfügung so konkret wie möglich formuliert wird. Jede ärztliche Behandlung bedarf der Einwilligung des Patienten. Sie ist sonst rechtswidrig und wird als Körperverletzung geahndet. Vorsicht: Eine handschriftliche Patientenverfügung birgt das Risiko unklarer Formulierungen und rechtlicher Unzulänglichkeiten. So ist der Satz „Ich möchte keine künstliche Beatmung" rechtlich nicht ausreichend. Daher ist es ratsam, auf standardisierte Vorlagen, wie sie sich etwa im Vorsorge-Set der Stiftung Warentest finden, zurückzugreifen. Wer unsicher ist, sollte professionelle Beratung in Anspruch nehmen. Diese stellt sicher, dass die Patientenwünsche eindeutig verstanden und respektiert werden, was in schwierigen medizinischen Situationen eine große Entlastung für alle Beteiligten darstellt. Die Verfügung muss eigenhändig unterschrieben sein, mit Angabe von Ort und Datum, sie kann außerdem jederzeit geändert oder neu verfasst werden. Gegenüber Ärzten kann man sie formlos widerrufen, mündlich oder durch Gesten und Handzeichen. Es ist sinnvoll, eine Patientenverfügung regelmäßig (alle zwei Jahre) zu aktualisieren beziehungsweise neu durch Unterschrift zu bestätigen. Auch für Angehörige ist es leichter, mit der Erkrankung umzugehen, wenn im Vorfeld festgelegt ist, was im Notfall zu tun ist. Das betrifft beispielsweise medizinische Wünsche wie den Verzicht auf künstliche Ernährung, wenn der Betroffene jede Nahrungsaufnahme verweigert. Die Patientenverfügung ist das richtige Mittel, wenn man im Notfall sein Selbstbestimmungsrecht sichern will. Die Grundvoraussetzung zum Verfassen einer Patientenverfügung ist die Einsichts- und Steuerungsfähigkeit, die Geschäftsfähigkeit muss hingegen nicht gegeben sein. Auch wer unter Betreuung steht, kann eine Patientenverfügung verfassen, wenn er Art, Bedeutung und Tragweite der Regelungen erfassen kann. Daher sollte der behandelnde Arzt dies überprüfen und schriftlich bestätigen. Anders als ein Testament muss die Patientenverfügung nicht handschriftlich verfasst werden. Sie kann auf einem gesonderten Blatt um spezielle Anweisungen ergänzt werden. Das Original sollte man zu Hause im Vorsorgeordner deponieren und idealerweise auch den Angehörigen eine Kopie geben. Für Bevollmächtigte sollte man sie ebenfalls kopieren und mitsamt der Vorsorgevollmacht beim Zentralen Vorsorgeregister registrieren lassen.

Testament und Nachlassregelung

Ein weiterer bedeutsamer Aspekt der Vorsorge ist die Nachlassregelung, für die wie bei der Vorsorgevollmacht uneingeschränkte Geschäftsfähigkeit bestehen muss. Kaum jemand befasst sich gerne mit dem eigenen Tod. Wenn Erblasser keinen letzten Willen hinterlassen haben, greift die gesetzliche Erbfolge. Es sind die nahen Angehörigen, die der Gesetzgeber in erster Linie als Erben bedenkt. Dabei geht er davon aus, dass die Familie intakt ist. Ehepartner sind daher beim Erben immer mit von der Partie, die eigenen Kinder werden zu gleichen Anteilen bedacht. Aber die Situation ist häufig völlig anders. Das verlangt nach einer Nachlassplanung, die hieb- und stichfest ist.

Zunächst sollte ermittelt werden, wer die gesetzlichen Erben sind. Der Gesetzgeber geht bei der Nachlassverteilung nach einem bestimmten Schema vor. Er ordnet die Verwandten verschiedenen Gruppen zu, die man Ordnungen nennt. Erben der ersten Ordnung sind die Kinder, Enkel und Urenkel, zur zweiten Ordnung gehören Eltern, Geschwister, Neffen und Nichten, zur dritten bis fünften Ordnung weiter entfernte Verwandte in aufsteigender Linie. Neben den Erben der verschiedenen Ordnungen, die mit den Erblassern verwandt sind, berücksichtigt der Gesetzgeber immer auch die Ehepartner beziehungsweise die eingetragenen Lebenspartner. Unverheiratete und nicht eingetragene Partner gehen allerdings nach dem gesetzlichen Erbrecht komplett leer aus. Umso wichtiger ist es, dass Paare ohne Trauschein ihren Nachlass regeln, damit die Partner für den Todesfall abgesichert sind.

Verheiratete und eingetragene Lebenspartner können ihren letzten Willen allein (Einzeltestament) oder gemeinsam (Ehegattentestament) formulieren. Außerdem haben sie die Wahl, es selbst zu verfassen oder einen Notar zu beauftragen. Beim eigenhändigen Ehegattentestament schreibt ein Partner den kompletten Text, fügt Ort, Datum sowie Unterschrift (Vor- und Zuname) hinzu. Der andere Partner fügt am Ende handschriftlich Ort, Datum sowie Unterschrift (Vor- und Zuname) hinzu. Beim notariellen Ehegattentestament verfasst der Notar den letzten Willen der Ehe- oder eingetragenen Lebenspartner.

Ist ein Testament einmal verfasst, bleibt es grundsätzlich gültig. Das gilt auch, wenn sich die Lebensumstände ändern. Das heißt, man sollte sein Testament regelmäßig überprüfen und es gegebenenfalls widerrufen oder abändern. Man sollte auch seinen Arzt darauf ansprechen, ob er das Testament in seine Dokumentation aufnehmen kann. Ein besonderes Thema, das allerdings immer relevanter wird, ist der digitale Nachlass: Viele der Verträge, die online geschlossen wurden, gehen mit dem Tod von Nutzern auf die Erben über. Die wenigsten Verträge enden automatisch mit dem Tod von Internetnutzern. Auch unentgeltliche Nutzerkonten bei sozialen Netzwerken und Versandhändlern bleiben erst einmal bestehen. Wer nicht möchte, dass womöglich Fremde nach dem eigenen Tod die Daten im Computer sichten, und zudem seinen Erben die Suche ersparen will, kann den digitalen Nachlass in einem Testament regeln.

Die Zukunft gemeinsam denken und gestalten

Über den Abschied schon jetzt nachzudenken, kostet viel Kraft. Doch es kann helfen, der Trauer etwas entgegenzusetzen.

Werfen Sie nochmals einen Blick in Ihr Notizbuch, in dem Sie Ihre Wünsche aufgeschrieben haben (siehe Seite 31). Vielleicht hat sich ja nach dem Lesen dieses Ratgebers etwas geändert. Sind Sie überhaupt damit einverstanden, Medikamente einzunehmen? Überlegen Sie auch, ob Sie Schmerzmittel oder andere Medikamente einnehmen würden, auch wenn diese Nebenwirkungen auslösen können oder sogar Risiken für Folgeerkrankungen wie Herz-Kreislauf-Erkrankungen oder Hirnblutungen haben? Ein wichtiger Punkt ist zudem der eigene Wunsch an die Pflege, wenn man diese braucht. Pflege daheim oder in einem Pflegeheim? Betreutes Wohnen als Alternative? Sprechen Sie gemeinsam darüber, was sich für Sie nun vielleicht anders darstellt, was Sie für neue Gedanken haben. Ein Leben mit Demenz ist ein sich ständig verändernder Prozess, der immer wieder neue Fragen und Herausforderungen für Sie mitbringt. Was aber bleibt, ist: Sprechen Sie gemeinsam darüber. Ihr Notizbuch wird Ihnen helfen. Ist dort genau festgehalten, was die persönlichen Wünsche sind oder was man noch erleben möchte? Wenn nicht, ergänzen Sie es! Wissen Ihre Freunde und weiteren Familienangehörigen, wie Sie sich die Zukunft mit der Erkrankung vorstellen und wobei man Sie unterstützen könnte? Wollen Sie noch einmal gemeinsam ans Meer oder eine Rundreise an Ihre Lieblingsorte machen? Warten Sie nicht lange, sondern organisieren Sie die Reise mit Ihren Freunden oder Angehörigen als Begleitung. Auch für Alleinstehende mit Demenz gibt es organisierte Reisen im Reisebüro. Vielleicht sollen aber auch noch einmal die weit entfernten Verwandten besucht werden. Am besten ist es, eine Liste zu machen, was am wichtigsten ist.

Diese Erkrankung betrifft auch Familie und Freunde. Wie kann man diesen gemeinsamen Weg bis zum Schluss gehen? Wo liegen die persönlichen Kraftquellen für die Anstrengungen im Alltag? Wo findet man Trost für die Trauer, die den Prozess begleiten wird? Es ist nicht verwunderlich, wenn bereits die Diagnose „Demenz" bei vielen Betroffenen und ihren Angehörigen einen Prozess von Abschied und Trauer in Gang setzt. Bereits die Vorstellung ist von Verlustängsten geprägt: Verlust der eigenen Persönlichkeit und der bisherigen familiären Rolle. Persönlichkeitsmerkmale wie Witzigkeit, Ironie oder Empathie können Opfer der Demenz werden. Warmherzige Menschen werden möglicherweise aggressiv oder gesellige Menschen werden in sich gekehrt. Doch wie kann man diesen steinigen Weg bis zum Schluss gemeinsamen gehen?

So schwer es ist: Akzeptieren Sie die Demenz

Demenz bedeutet insbesondere für die Angehörigen Abschiednehmen während des gesamten Krankheitsverlaufs, vom Bild des Betroffenen, seinen Fähigkeiten und seiner Persönlichkeit. Der demenzkranke Mensch büßt unter Umständen vieles ein, was ihn ausgemacht hat, andere Dinge bleiben oft aber auch lange erhalten oder treten sogar deutlicher zu Tage. Dies bedeutet auch loslassen – loslassen von der Vergangenheit, der bisherigen Lebensplanung, den

Zukunftsplänen sowie von Menschen, die man liebt. Abschied von Erinnerungen und letztendlich auch Abschied von Selbstständigkeit. Daher ist es sinnvoll, alles, was einem wichtig erscheint, so frühzeitig wie möglich zu regeln. Gegen das Fortschreiten der Demenz anzukämpfen, birgt nur Frustration, denn bisher gibt es keine Heilung (nur ein Aufschieben) für die meisten Demenzerkrankungen. Besser ist es daher zu versuchen, die Erkrankung als das anzunehmen, was sie ist: Ein Weg des Vergessens.

Menschen, die Demenzkranke begleiten, sind gezwungen, ihre Lebensplanung zu ändern, denn das Umfeld eines jeden Demenzerkrankten leidet mit und muss sich umstellen, anpassen und die veränderte Situation akzeptieren. Eine Demenzerkrankung fällt nicht plötzlich vom Himmel, sondern ist ein langwieriger Prozess, der schleichend beginnt und sich über viele Jahre hinzieht. So werden auch die pflegenden Angehörigen stets aufs Neue mit Verlusten aufgrund der demenziellen Erkrankung konfrontiert. Die Lebensplanung keines Menschen sieht eine Demenzerkrankung vor und keiner hätte geahnt, die nächsten zehn oder mehr Jahre beziehungsweise die „besten Jahre des Lebens" an der Entwicklung einer demenziellen Krankheit auszurichten.

Pflegende Angehörige fürchten zu Recht den Verlust der eigenen Selbstbestimmung, da sie die eigenen Bedürfnisse zugunsten des Kranken hintanstellen müssen, und zwar auf unbestimmte Zeit. Dies erfordert ein hohes Maß an Aufopferung. Nicht selten gehen Beziehungen wegen familiärer Spannungen oder des massiven Einbruchs sozialer Kontakte zu Bruch. Überdies steigt die Abhängigkeit des Erkrankten im Verlauf der Erkrankung. Oft ist es im häuslichen Umfeld nicht mehr zu schultern, einen Demenzkranken optimal zu betreuen, sodass ein Umzug ins Pflegeheim oder eine andere betreute Wohneinrichtung ansteht. Obwohl diese Entscheidung oft notwendig ist, ist sie weder für den Betroffenen noch für viele Angehörige einfach, stellt der Umzug in ein Pflegeheim doch oft einen einschneidenden Punkt in der gemeinsamen Lebensführung dar.

So einfach es sich anhören mag, so schwierig ist es oft: Was Du heute kannst besorgen, das verschiebe nicht auf morgen. Je früher man seine eigenen Angelegenheiten regelt, desto eher wird den eigenen Wünschen entsprochen, da man Demenzkranken später oft unterstellt, sie wüssten nicht, was sie wollen. Daher ist es ratsam, bereits frühzeitig mit einem Arzt des Vertrauens, der Familie oder Freunden in einer Patientenverfügung festzulegen, ob und in welchem Maße beispielsweise lebenserhaltende Maßnahmen eingesetzt werden sollen. Auch wenn man bei Palliativstation oder Hospiz zunächst an Sterbebegleitung von Krebspatienten in den letzten Stunden denkt, bieten ambulante Hospizdienste auch Menschen mit Demenz und deren Angehörigen eine Begleitung an. Es kann Ihnen helfen, frühzeitig Angebote in der eigenen Region einzuholen. Aber auch Informationen über die Sterbebegleitung selbst sind wichtig, damit es einem leichter fällt, einem Sterbenden beizustehen, denn dies ist für viele Menschen eine unbekannte Erfahrung. Erfahrene Pflegekräfte und Hospizhelfer können mit Tat und Rat zur Seite stehen, damit man selbst Sicherheit und Trost findet.

Die Kommunikation bleibt!

Menschen sind auch am Ende ihres Lebenswegs meist noch dazu fähig, Berührungen und akustische Reize wahrzunehmen. Worte haben ihre Bedeutung zwar verloren, aber eine gewohnte Stimme, Lautstärke, Tonfall können Botschaften vermitteln. Erinnern Sie sich an die basale Stimulation (siehe Seite 96). Darauf kann man insbesondere achten, wenn man einen Sterbenden begleiten möchte. Musik und positive Gespräche, nicht dagegen Streit und Wut, sind hier besonders wichtig für alle. Oder eben nur ein Begleiten in Form von Anwesenheit und sanften Berührungen.

Das Besondere an der Begleitung von Demenzkranken sind die fortwährenden „kleinen Abschiede" über den gesamten Verlauf der Erkrankung, die von allen Betroffenen verarbeitet werden müssen. Widersprüchliche Gefühle und wechselnde, parallel verlaufende Phasen der Trauer können das seelische Gleichgewicht aus der Bahn werfen. So sehr pflegende Angehörige sich das abschließende Szenario auch vorgestellt oder es sogar herbeigesehnt oder aber gefürchtet haben mögen – die Realität sieht oft ganz anders aus.

Die Begleitung eines Demenzkranken gibt gleichwohl manch pflegendem Angehörigen das Gefühl, etwas Sinnvolles zu tun. Daher ist es nicht verwunderlich, wenn ihnen nach dem Tod des Gepflegten ein wichtiger sinnstiftender Teil des Lebens abhandenkommt. Der Tod eines geliebten Menschen ist stets ein einschneidendes Erlebnis, selbst wenn er vom Erkrankten und seinen Angehörigen als Erlösung wahrgenommen werden mag. Der Tod ist endgültig. Dies tatsächlich zu begreifen, dauert bisweilen lange Zeit. Manche Menschen trifft diese Endgültigkeit mit großer Intensität.

Während manche Menschen daran schier zerbrechen, ist es für andere eher eine Erleichterung, dass ein schwieriger Weg zu Ende gegangen ist. Stirbt ein Angehöriger mit Demenz, ist schlagartig nichts mehr so, wie es zuvor war. Selbst wenn man gelernt hat, sich im Laufe der Zeit von vielem, was die Persönlichkeit des demenzkranken Angehörigen einmal ausgemacht hat, zu verabschieden und ihn so anzunehmen, wie er am Ende seines Lebens war, trifft es viele Menschen wie ein Schlag, wenn sie urplötzlich allein und ohne ihre bisherige Lebensaufgabe, wie belastend sie auch gewesen sein mag, dastehen.

Das Wechselbad der Gefühle

Der Prozess der Trauer beginnt bei einer Demenzerkrankung sehr viel früher und verläuft zwangsläufig in unterschiedlichen Phasen. Dabei wird der Tod eines Demenzkranken von Angehörigen letztlich ganz unterschiedlich empfunden und jeder trauert anders. Manche Menschen verfallen in Lethargie, andere in Aktionismus, was die Beerdigung und das Drumherum angehen. Auch ungewöhnliche körperliche Reaktionen, darunter Unruhe, Schweißausbrüche, Übelkeit und Erbrechen, sind mögliche Folgen. Hinzu können Traurigkeit, Angst, Wut oder Schmerz kommen. Grundsätzlich gilt: Jeder und jede darf trauern, wie es nötig ist. Es gibt kein richtig oder falsch.

Oft durchleben pflegende Angehörige ein Wechselbad der Gefühle: Anspannung, Anstrengung und Omnipräsenz fallen von ihnen ab und weichen einer gähnenden Leere. Von einer Minute auf die andere wird man nicht mehr gebraucht, wo man doch zuvor sein ganzes Leben auf den Kopf gestellt und alles umgekrempelt hat, um einen geliebten, von der Demenz gezeichneten Menschen zu versorgen. Sämtliche Hobbys wurden zurückgestellt, Freunde nicht mehr getroffen und auf Urlaub wurde verzichtet. Pflegende Angehörige müssen sich erst wieder daran gewöhnen, dass niemand mehr rund um die Uhr betreut, bewacht oder gepflegt werden muss.

Andererseits ist da auch die Erleichterung, ein befreiendes Gefühl bis hin zur Freude, wieder aktiv ein eigenes Leben zu haben, seine eigenen Ressourcen zu schonen und nicht immer präsent sein zu müssen. Unter Umständen kann der Tod dann auch wie eine Erlösung empfunden werden, sofern Schmerzen den Leidensweg des Demenzkranken begleitet haben. Das ist völlig in Ordnung, genau

IHRE KRAFTQUELLEN FINDEN

Eine Demenz bedeutet auch Abschied nehmen, Stück für Stück, das kostet Kraft. Was tut Ihnen gut? Was kann Ihnen vielleicht in der Trauer helfen?

Überlegen Sie: Was tut Ihnen ganz persönlich gut?

Nutzen Sie Ihre Erinnerungen. Sprechen Sie darüber, schreiben Sie diese auf, lachen und weinen Sie gerne dabei.

Schreiben Sie Ihre Gedanken auf. Sortieren Sie diese, reflektieren Sie und lassen Sie Gedanken auch einfach ziehen.

Natur gibt Kraft. Nutzen Sie einen Spaziergang an der frischen Luft. Bewegung kann Druck und Sorgen reduzieren.

Familie und Freunde sind für Sie da! Sprechen Sie über Ihre Trauer und Ängste. Suchen Sie dabei nicht nach Lösungen, reden Sie einfach nur.

Lassen Sie Ihre Trauer zu! Sie haben das Recht darauf und müssen nicht zu jedem Zeitpunkt funktionieren.

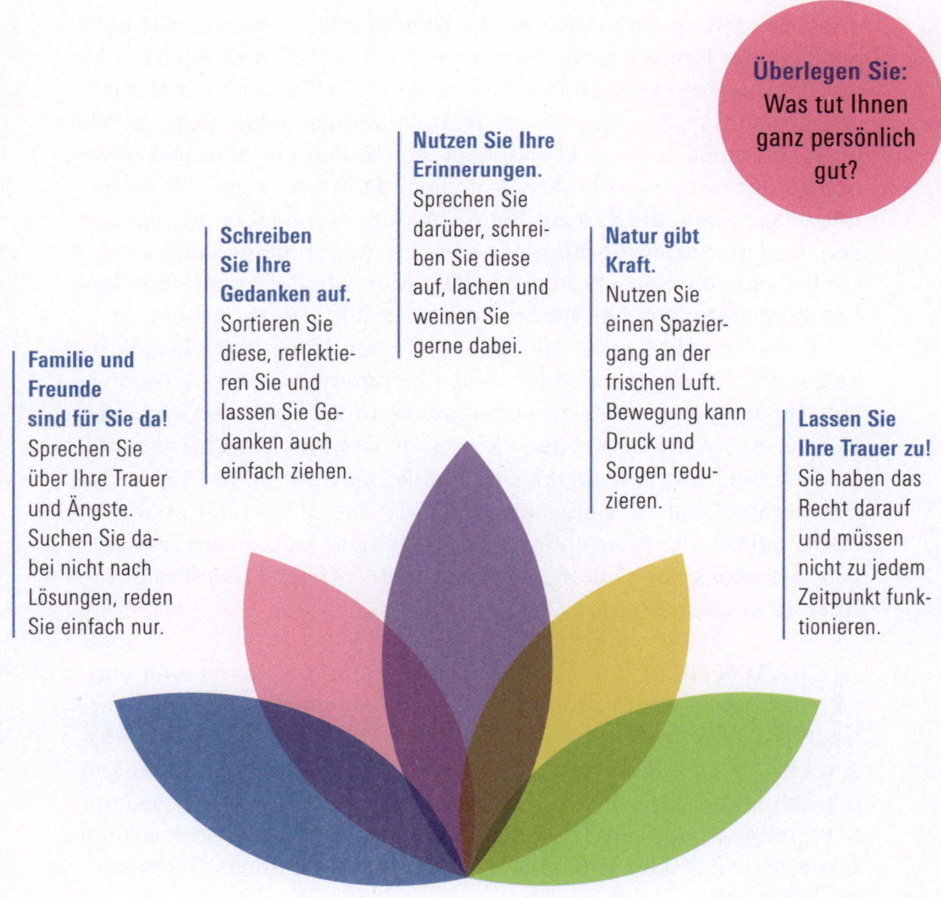

das zu empfinden. Allerdings ist es in unserer Gesellschaft fast schon ein Tabu, Erleichterung über den Tod eines anderen Menschen zu empfinden. Dies führt häufig zu Schuldgefühlen und einem schlechten Gewissen, das einem vorgaukelt, man sei egoistisch und unmoralisch. Doch Schuldgefühle treten nur auf, wenn man auch selbst daran zweifelt, sich richtig verhalten zu haben. Wenn man die eigene Bewertung von richtig oder falsch neu justiert, ist der erste Schritt getan. Am besten man akzeptiert die unterschiedlichen Phasen der Trauer noch während man sie durchläuft. Denn Gefühle, seien es Schuldgefühle, Traurigkeit, Unsicherheit oder Wut, lassen sich nicht mit einem Hebel an- und ausschalten. Gefühle zuzulassen oder aber professionelle Hilfe in Anspruch nehmen zu müssen, um das eigene Leben wieder besser meisten zu können, ist nichts Verwerfliches. Erwartungshaltungen an die Überlebenden, dass urplötzlich alles wieder funktionieren müsse wie zuvor, sind unrealistisch. Leider hat unsere Gesellschaft verlernt, Raum für Trauer zuzulassen. Trauer benötigt Zeit, die man sich auch nehmen sollte. Aber jetzt ist es auch an der Zeit, mit Dankbarkeit an die Zeit mit dem Verstorbenen zu denken und sich gewiss zu sein, dass dieser gewollt hätte, dass diejenigen, die ihm zur Seite standen, nun wieder an sich denken. Das gibt Kraft für das eigene Leben, das so lange Zeit in so vielen Bereichen eingeschränkt war. Der Mensch, dem man geholfen hat, begleitet einen bei diesem Leben dann im Herzen weiterhin.

Lassen Sie uns Ihnen für diese Zeit noch einige wichtige Hinweise geben. Sie werden sich um vieles kümmern müssen, dadurch gehen die eigenen Bedürfnisse nicht selten unter. Vor allem vergessen viele, dass jeder von uns auch Momente des Innehaltens braucht. Denken Sie nochmals an die Gammeltherapie auf Seite 118 zurück. Das gilt in gleichem Maße sowohl für die Betroffenen als auch für die Angehörigen. Aber natürlich lässt sich das Gedankenkarussell von „Ich muss noch“ und „Ich hätte doch“ oft schwer aufhalten. Aber versuchen Sie es:

1 **REDEN HILFT:** Für viele Menschen ist und bleibt es während des ganzen Prozesses hilfreich, mit Personen, denen man vertraut, über die präsente Trauer während der Pflege und in den Phasen des Abschiednehmens von dem Demenzkranken zu reden, um mit Schuldgefühlen und Selbstzweifeln fertig zu werden. Dies können Freunde oder Familienangehörige sein, aber auch professionelle Trauerbegleiter oder Therapeuten bieten für ein offenes Gespräch die Möglichkeit.

2 FEHLER AKZEPTIEREN: Niemand ist perfekt, und so ist es ganz normal, dass auch pflegenden Angehörigen Fehler unterlaufen, die man im Nachhinein gerne rückgängig machen würde. Aber es ist nicht zielführend und hilft niemanden, ständig damit zu hadern. Hinterher ist man bekanntlich immer schlauer. Lassen Sie solche Gedanken ziehen, so schwer es Ihnen vielleicht in diesen Momenten fällt.

3 AUF DAS POSITIVE STOLZ SEIN: Genau das haben Sie verdient. Blicken Sie auf das, was Sie leisten und geleistet haben, mit Stolz, denn dies ist keineswegs selbstverständlich. Denken Sie an die unzähligen Situationen, in denen die Betroffenen darauf vertrauen konnten, dass ihnen geholfen wird und dass Menschen da sind, auf die sie sich verlassen können.

Die Zeit nach der Diagnose, während der Pflege bis hin zum Abschiednehmen ist für die Betroffenen und Angehörigen unfassbar schwer. Wie Sie in diesem Buch erfahren konnten, gibt es viele unterschiedliche Möglichkeiten, wie Sie Unterstützung erhalten können, um so lange wie möglich ein gemeinsames und selbstbestimmter Leben zu führen. Nehmen Sie diese an, prüfen Sie aber auch jeweils, ob diese für Sie und Ihre Lebensumstände passen. Sie werden immer wieder Anpassungen vornehmen müssen, das liegt am fortschreitenden Wesen einer Demenz. Aber bei all dem gilt es immer, nicht zu vergessen in sich hineinzuhorchen, um zu wissen, was einem guttut und was nicht.

HILFE

Adressen
Register

ADRESSEN (AUSWAHL)

Institutionen Demenz
Deutsche Alzheimer Gesellschaft e. V.
Friedrichstr. 236
10969 Berlin-Kreuzberg
Tel: 0 30/25 93 79 50
www. deutsche-alzheimer.de

Alzheimer Angehörigen-Initiative – Selbsthilfe Demenz
Reinickendorfer Str. 61
13347 Berlin
Tel.: 0 30/47 37 89 95
www.alzheimer-organisation.de

Angehörigenberatung e. V.
Adam-Klein-Str. 6
90429 Nürnberg
Tel. 09 11/26 61 26
www.angehoerigenberatung-nbg.de

Internetadressen zu Demenz
Wegweiser Demenz
www.wegweiser-demenz.de

Aktion Demenz e. V.
www.aktion-demenz.de

Alzheimer Forschung Initiative e. V.
www.alzheimer-forschung.de

Informationen zur Pflege
Wege zur Pflege
www.wege-zur-pflege.de

Beratung zur Pflege Datenbank
www.zqp.de/beratung-pflege

vdek – Die Ersatzkassen – Pflegelotse
www.pflegelotse.de

Netzwerk Pflegebegleitung
www.pflegebegleiter.de

Beratung für pflegende Angehörige
www.pflegen-und-leben.de

Urlaub und Pflege
www.urlaub-und-pflege.de

Weitere Informationen
Bundesarbeitsgemeinschaft der Senioren-Organisationen e. V. (BAGSO)
www.bagso.de

Deutsche Seniorenliga e. V.
www.deutsche-seniorenliga.de

Wohnumfeld anpassen
Barrierefrei leben e. V.
www.barrierefrei-leben.de

Bundesarbeitsgemeinschaft Wohnungsanpassung
www.wohnungsanpassung-bag.de

Kreditanstalt für Wiederaufbau (KfW)
www.kfw.de

REGISTER

E

F

G

H

I, J

K

Die Stiftung Warentest wurde 1964 auf Beschluss des Deutschen Bundestages gegründet, um dem Verbraucher durch vergleichende Tests von Waren und Dienstleistungen eine unabhängige und objektive Unterstützung zu bieten.

Prof. Dr. med. Klaus Fließbach ist Facharzt für Neurologie sowie Psychiatrie und Psychotherapie und habilitierte sich im Bereich „Kognitive Neurowissenschaften". Seit 2012 arbeitet er in der Gedächtnisambulanz des Universitätsklinikum Bonn (UKB), seit 2015 in leitender Position. Er ist Oberarzt an der Klinik für Alterspsychiatrie und kognitive Störungen des UKB.

Dr. Katrin Wolf ist promovierte Humanmedizinerin. Seit 2007 arbeitet sie als freie Redakteurin und Medical Writerin für medizinische Zeitschriften, Fachverlage und Agenturen. Von 1997 bis 2007 war sie Chefredakteurin der Zeitschrift psychoNeuro und Pharma Fokus ZNS. Ihre Schwerpunkte liegen unter anderem in der Psychiatrie und Neurologie.

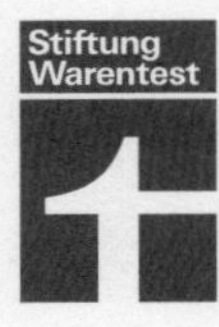

Stiftung Warentest
Lützowplatz 11–13
10785 Berlin
Telefon 0 30/26 31–0
Fax 0 30/26 31–25 25
www.test.de
email@stiftung-warentest.de

USt-IdNr.: DE136725570

Vorständin: Julia Bönisch
Weitere Mitglieder der Geschäftsleitung:
Dr. Holger Brackemann, Daniel Gläser,
Dr. Birger Venn-Hein

Programmleitung: Niclas Dewitz
Autorenteam: Prof. Dr. med. Klaus Fließbach,
Dr. Katrin Wolf
Projektleitung: Veronika Schuster

Lektorat: Carsten Tergast, Leer
Mitarbeit Lektorat: Merit Niemeitz
Beratung: Prof. Dr. Peter Berlit, Kathrin Borgerding, Annika Firley, Dr. Katarina Kuss, Kathrin Wild-Flock, Christine Wrede, Maria Zenleser
Korrektorat: Dr. Georg-Christian von Raumer, Berlin
Titelentwurf: Daniela Greven
Grafik, Satz: Daniela Greven, Anne-Katrin Körbi
Illustrationen: Josephine Rank, Anna Bakalovic
Bildnachweis: Autorenfoto: Christian Liepe

Produktion: Anne-Katrin Körbi
Verlagsherstellung: Rita Brosius (Ltg.), Romy Alig, Susanne Beeh
Litho: tiff.any, Berlin
Druck: MEO MEDIA, eine Marke der
Meinders & Elstermann GmbH & Co. KG, Belm

ISBN: 978-3-7471-0864-2

Wir haben für dieses Buch 100 % Recyclingpapier und mineralölfreie Druckfarben verwendet. Stiftung Warentest druckt ausschließlich in Deutschland, weil hier hohe Umweltstandards gelten und kurze Transportwege für geringe CO_2-Emissionen sorgen. Auch die Weiterverarbeitung erfolgt ausschließlich in Deutschland.